밥 에 숨 겨 진 살 빠 지 는 米 라 클

쌀 다이어트

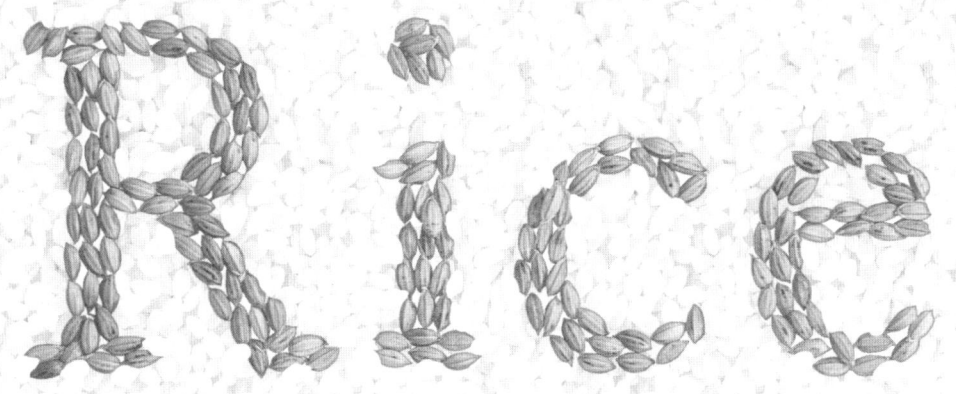

| 밥에 숨겨진 살 빠지는 米라클 | 쓰지노 마사유키 지음 | 위정훈 옮김

쌀다이어트

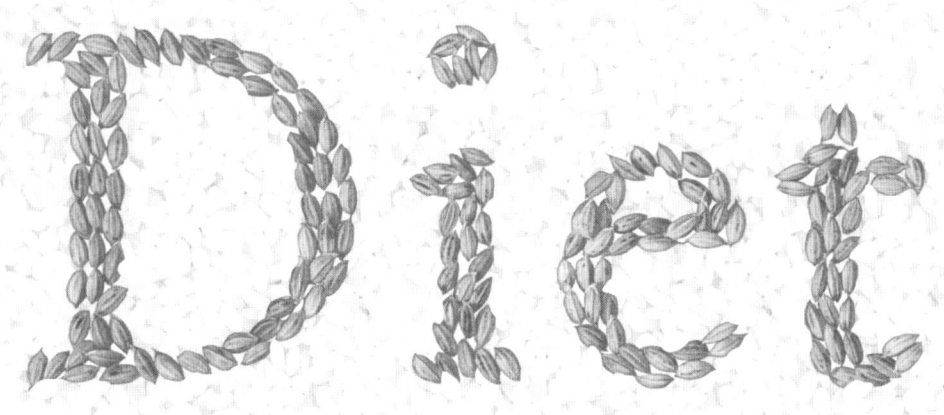

어바웃어북

건강하게 살을 빼는 일에는 원래 돈이 들지 않는다.

자연 그대로의 것을 먹으면 살이 찌지 않고 살아갈 수 있다.

그런데도 현대인은 돈을 들여서 살을 찌우고,

다시 더더욱 많은 돈을 들여서 살을 빼려고 한다.

당신의 다이어트에 정말로 부족했던 것은

단 것을 먹지 않는 인내심도 아니고,

엄격한 식사제한도 아니며,

체지방을 연소시키는 운동은 더더욱 아니다.

그건 바로 '쌀'이다.

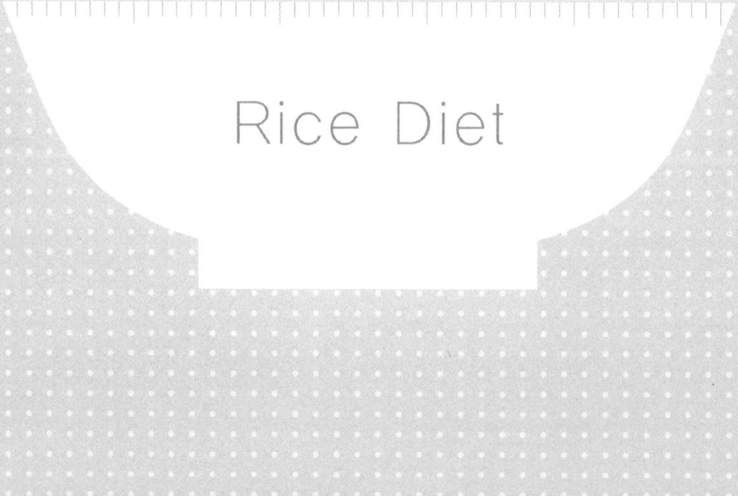

Rice Diet

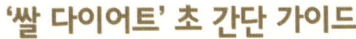

'쌀 다이어트' 초 간단 가이드

01 • 하루 세 끼 식사는 반드시 '밥'을 먹는다!

02 • 무조건 맨 먼저 밥을 한 술 먹는 것으로 식사를 시작한다!

03 • 아침식사는 잠깐이라도 움직인 후에 먹는다!

04 • 반찬은 한식 위주로 먹되, 밥을 더 많이 먹는다!

05 • 치킨, 피자, 케이크 등 살찌는 음식은 먼저 밥을 조금 먹고 나서 먹는다!

06 • 식사는 천천히 하고, 한 입에 50~60번 정도 꼭꼭 씹어서 먹는다!

07 • 젓가락은 반찬을 집을 때만 들고, 그 외에는 내려놓는다!

08 • 술은 밥을 아주 조금이라도 먹고 나서 마신다!

09 • 가급적 갓 찧은 쌀을 먹고, 쌀은 한 달 안에 다 먹을 수 있을 만큼만 산다!

10 • 백미보다는 현미를, 밀가루보다는 백미를 먹는다!

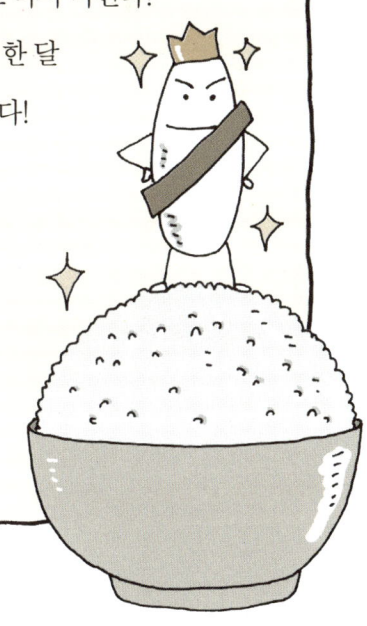

살 빠지는 米(미)라클

당신은 왜 다이어트에 번번이 실패하는가?　현대에는 살을 빼고 싶어
하는 사람이 수 없이 많다. 그런 만큼 세상에는 헤아릴 수 없이 많은
다이어트법이 있다. 이 책을 보고 있는 당신 역시, 다이어트 정보에 늘
안테나를 세워두고 있는 사람 중 한 명일 것이다.

그럼 소문난 다이어트법이 자신에게 맞는지는 어떻게 구분해왔는가?
대부분의 사람들은 누군가 몰라보게 살을 빼고 나타나서 "저는 ○○
○으로 살을 뺐어요"라고 말하면, 덮어놓고 따라 해보기 바쁘다.

그럼 하나 물어보자. "당신은 그렇게 알게 된 방법으로 다이어트에 성
공했는가?, 체중 감량의 기쁨도 잠시, 금방 요요현상이 찾아왔던 적은
없었는가?" 새로운 다이어트 정보가 나올 때마다 귀가 솔깃해진다는

건, 아직도 당신에게 딱 맞는 방법을 찾지 못했고 여전히 당신의 몸은 다이어트가 필요하다는 증거일 것이다.

몸 안의 독소를 빼고, 살 빠지는데 효과적인 식품만 먹고, 체온을 올리고, 하루에 몇 시간씩 운동을 하고……. 방법이나 원리가 저마다 다른 듯해도 다이어트 방법들은 결국 딱 두 가지로 귀결된다. 건강하게 살을 빼는 것이냐, 건강을 해쳐서 수척해지는 것이냐. 지금 유행하는 다이어트 방법 중에는 유감스럽게도 후자가 더 많은 것 같다.

밥이 부족해서 살이 찐 것이다!　　지금까지 당신이 다이어트에 번번이 실패한 이유는 무엇일까? 그것은 먹는 것을 독하게 참지 못해서도, 몸이 부서져라 운동을 하지 않아서도, 물만 먹어도 살찌는 체질이어서도 아니다. 당신이 다이어트에 실패한 이유는 쌀, 즉 밥을 충분히 먹지 않았기 때문이다. 당신의 다이어트에 부족한 것은 바로 '쌀'이다!

지금까지 어떤 다이어트를 하든, 밥을 적게 먹기 위해 필사적으로 노력했을 것이다. 그런데 하루 세 끼 밥을 많이 먹을수록 살이 빠진다니, 너무 터무니없다고 생각되는가? 그럼 생각해보자. '언제부터 비만이 심각한 사회문제가 되었을까?', '2천 년 가까이 쌀이 우리의 주식이었는데, 고봉밥을 먹던 조상들 중에는 왜 살 찐 사람이 별로 없었을까?', '밥 때문에 살이 찔 만큼, 당신은 밥을 많이 먹고 있는가?'

먹는 양이나 칼로리가 줄어들면 당연히 살이 빠질 것이다. 그러나 인간의 몸은 똑똑해서 섭취하는 음식의 양이 적어진 만큼 축적하는 힘을 높여서 대응하려고 한다. 즉 굶을수록 더 살찌기 쉬운 몸이 되고, 요요현상에 좌절할 수밖에 없는 것이다. 살이 찌는 원인은 칼로리 하나에만 있지 않다.

항상성을 유지해야 건강도 몸매도 되살아난다   동양의학에서는 증세와 병이 생긴 부위만 보는 것이 아니라 전체를 본다. 이 안에는 '마음'이나 '기(氣)', '경락' 등 눈에 보이지 않는 것들이 포함되어 있으며, 동양의학은 이들을 통틀어서 생각한다. 말하자면 지방만을 보는 것이 아니라 몸이라는 조직을 놓고 전체적인 관점에서 살이 찌거나 빠지는 현상을 파악한다.

'적게 먹어도 살이 찐다', '피부결이 쉽게 거칠어진다', '늘 피곤하다', '변비다', '소화가 잘 되지 않는다' 등등. 전체적인 관점에서 파악해보면 참 재미있게도 상관없어 보이는 이 모든 증상의 원인이 사실은 동일하다. 그리고 많은 증세 뒤에 숨은 하나의 원인을 고침으로써 모든 문제를 한꺼번에 해결할 수 있게 된다.

앞서 말한 모든 증세의 원인은, 몸이 건강하지 않아서 대사가 활발히 이루어지지 않았기 때문이다. 즉, '항상성(恒常性)'이 흐트러져 있기 때문이다. 항상성이 무너지면 몸 구석구석까지 영양을 운반하지 못해 소화기관과 장기의 기능이 저하된다. 내장지방이 쌓이고, 면역력이 떨어져 병에 잘 걸리고, 쉽게 피로를 느끼게 된다. 또 운동을 해도 지방이 연소되지 않아 조금만 먹어도 쉽게 살찌는 체질이 된다(53쪽 '살이 술술 빠지는 비결, 항상성' 참조).

결국, 비만은 항상성이 무너졌기 때문에 나타나는 하나의 증세에 불과하다. 그래서 칼로리를 제한하고, 운동을 열심히 하고, 먹는 것을 줄이는 등 지엽적인 처방만으로는 결코 살을 뺄 수 없다. 근본적으로 흐트러진 항상성을 바로 잡아야만 건강해질 수도, 살을 뺄 수도 있는 것이다. 항상성은 내가 나고 자란 땅에서 자란 식품을 먹고(신토불이), 자연에 있는 그대로의 모습(일물전체)을 먹을 때 비로소 유지할 수 있다.

비만의 주범이라 미움 받았던 쌀의 놀라운 반전 쌀은 탄수화물, 단백질, 지방, 비타민, 미네랄 등 우리 몸에 필요한 영양이 골고루 들어 있는 우수한 식품이다. 밀가루나 설탕 등의 탄수화물 식품과 달리 혈당을 서서히 올렸다가 천천히 내려주며, 섬유질이 많아 적게 먹어도 포만감이 오래 유지된다. 또 우리의 DNA에는 조상 대대로 먹어온 쌀에 대한 기억이 새겨져 있다. 그래서 쌀은 내장에 부담을 주지 않으면서도 알레르기 등의 거부 반응이 없다. 쌀 한 톨에는 3천 톨의 생명이 응축되어 있고, 자연에 가장 가까운 상태로 먹을 수 있다. 즉, 쌀은 항상성을 유지할 수 있는 최적의 식재료인 것이다!

그런데도 다이어트를 하는 대부분의 사람들은 가장 먼저 밥을 끊는다. 밥 대신 닭가슴살, 야채, 과일 등을 신물 나게 먹으면서, 어떻게 해도 살이 빠지지 않는다고 한탄한다. 기적처럼 살이 빠지는 방법은 늘 당신의 가장 가까운 곳에 있었다. 원래 당연하게 실천해온 '쌀'이 주식인 식생활로 돌아가면 되는 것이다.

비만의 주범으로 미움받아온 쌀의 놀라운 반전은 미국에서부터 시작됐다. 듀크대 의대는 70년째 '쌀 다이어트 프로그램'을 운영 중이다. 참가자들은 4주 만에 여성은 8.6kg, 남성은 13.6kg을 감량했다. 1년 뒤에도 참가자 중 68%가 감량한 체중을 유지했다. 쌀은 그야말로 기적의 식재료다.

이 책은 단지 다이어트 방법을 소개하는 데에서 그치지 않고, 먹을거리부터 생활 습관까지 내 몸에 맞는 것을 선택하기 위해 꼭 필요한 기준을 제시할 것이다. 그렇게 하면 앞으로는 지엽적인 정보에 현혹되지 않고 자신에게 맞는 식사법과 다이어트 방법을 선택할 수 있게 될 것이다.

건강하게 살을 빼는 일에는 원래 돈이 들지 않는다. 자연계에는 살찐 동물이 적듯이, 자연 그대로의(가공되지 않은) 것을 먹으면 살이 찌지 않고 살아갈 수 있기 마련이다. 그런데도 현대인은 돈을 들여서 살을 찌우고, 다시 더더욱 많은 돈을 들여서 살을 빼려 한다.

한 명이라도 더 많은 사람이 쌀의 위대함을 깨닫고, 쌀을 많이 먹음으로써 살이 잘 찌지 않는 건강한 몸이 되기를 간절히 바란다.

마지막으로 이 책을 쓰는 데에 반세기에 걸친 치료활동을 통해 얻은 연구 성과를 흔쾌히 제공해주신 나의 스승인 의학박사 스가노 겐이치 선생님께 진심으로 감사드린다.

쓰지노 마사유키

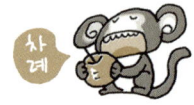

Step2 **왜, 쌀을 많이 먹으면 살이 빠질까?**

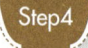 **Step4** **영양은 채우고 지방은 태우는, 밥의 친구들**

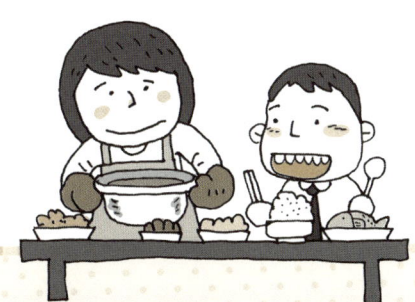

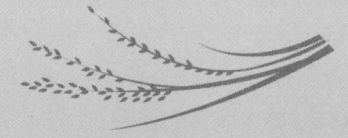

쌀 · 다 · 이 · 어 · 트

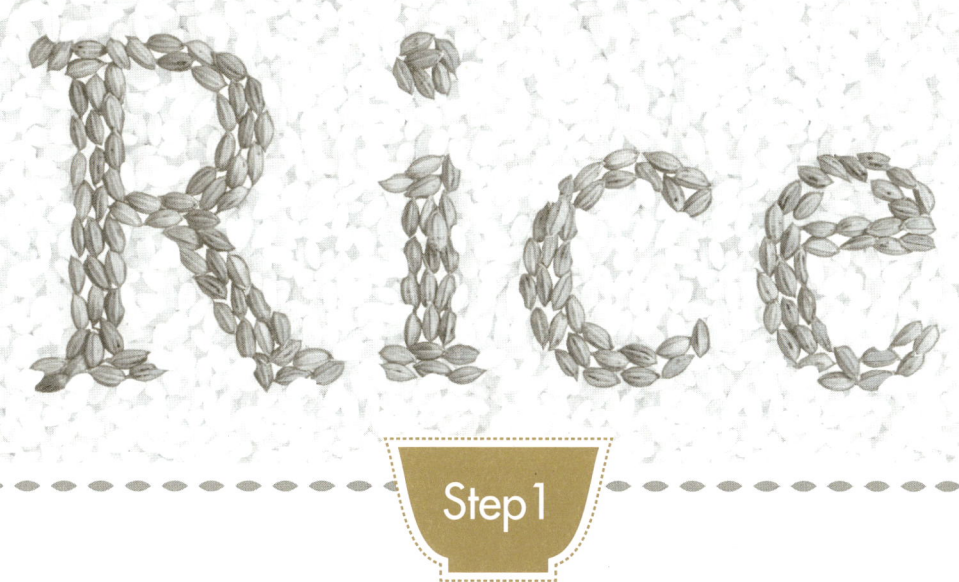

당신의 다이어트에 부족한 건
'쌀'이다

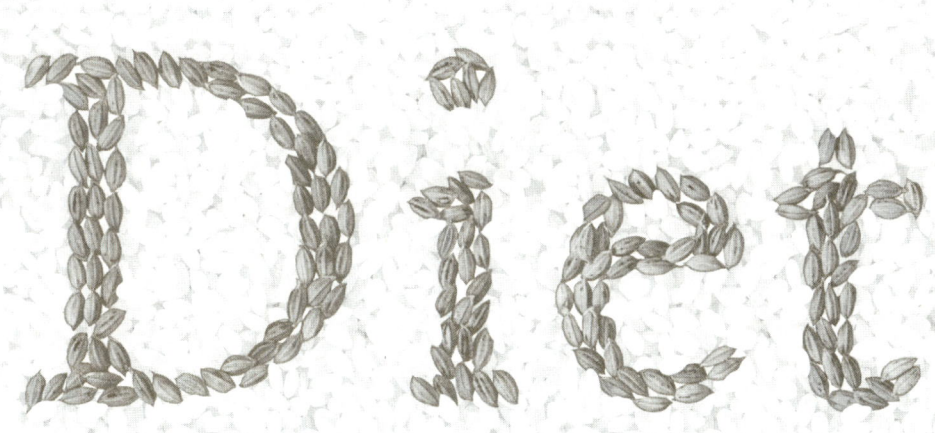

밥이 비만의 주범이라고?
쌀은 억울하다!

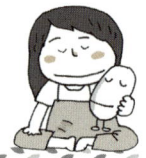

🥄 밥, 너 때문에 찐 살 책임져!

기름을 포함해서 지방의 섭취를 엄격히 제한하는 '기름 뺀 다이어트'가 유행했던 적이 있다. 이 방법으로 살을 뺀 사람은 모두 피부가 푸석푸석 거칠어져서 살이 빠졌다기보다 초췌한 인상이 되어버렸다. 적당한 지방은 건강과 미용을 위해서도 반드시 필요하다. 극도로 지방을 줄인 식사는 결국 '과유불급'이라는 아이러니한 결과를 남기고 잊혀졌다.

최근에는 '저탄수화물 다이어트'가 인기다. 저탄수화물 다이어트는 탄수화물 섭취를 줄이고 대신 근육의 생성을 돕는 단백질의 섭취를 늘리는 방법이다. 미워하는 대상이 지방에서 탄수화물로 바뀌었을 뿐, 섭취하는 칼로리를 줄이면 살이 빠진다는 '칼로리 신앙'에서 비롯된 발상이다.

우리가 하루 동안 섭취하는 칼로리 중에서 탄수화물을 통해 얻는 칼로리가 가장 많다. 그래서 밥을 비롯한 탄수화물 식품을 덜 먹으면 하루 동안 섭취하는 칼로리 총량이 줄어들어 결국, 살이 빠진다는 것이 저탄수화물 다이어트의 논리다. 과연 그럴까?

🧄 살이 찌는 탄수화물 VS 살이 빠지는 탄수화물

탄수화물을 너무 많이 섭취해서 살이 찐 사람에게 저탄수화물 다이어트는 분명히 효과적인 방법이다. 하지만 오해하지 말아야 할 것이 있다. 모든 탄수화물이 다 비만의 주범은 아니다.

탄수화물이란 당이 기본이 되는 물질로, 생명체의 주 에너지원으로 사용된다. 기본 단위인 포도당은 혈액을 순환하면서 세포에 흡수되거나 산화되어 대사과정에 필요한 에너지를 제공한다. 특히 뇌세포는 포도당만을 에너지원으로 사용한다.

탄수화물은 여러 가지가 있는데, 탄소 원자의 개수에 따라 크게 단순탄수화물과 복합탄수화물로 나눌 수 있다. 단순탄수화물은 설탕, 꿀, 초콜릿 등에, 복합탄수화물은 곡물, 채소, 과일 등에 많이 들어 있다.

어떤 유형의 탄수화물이냐에 따라 우리 몸에서 하는 일은 극과 극이다. 쌀이나 보리를 비롯한 복합탄수화물 식품은 섬유질이 많아 포만감이 오래간다. 또 포도당을 혈액으로 천천히 공급함으로써 에너지를 오랫동안 유지할 수 있게 해준다. 반면 섬유질이 적은 단순탄수화물은 소화흡수 속도가 빨라 혈당을 급격히 올린다. 체내 혈당수치가 갑자기 올라가면 혈당을 조절하는 인슐린이 과다하게 분비된다. '비만 호르몬'이라고 불리는 인슐린은 과다하게 분비되면 지방이 쌓이는 것을 부추긴다. 또 지방의 연소 작용을 돕는 호르몬인 글루카곤의 분비를 억제한다.

탄수화물을 줄이면 살찌기 쉬운 체질이 된다!

많이 섭취했을 때 비만을 부르는 탄수화물은 설탕 등에 함유된 단순탄수화물이지, 쌀에 함유된 복합탄수화물이 아니다. 정작 비만과 당뇨병 예방에 효과적인 쌀이 '비만의 주범'이라는 오명을 썼으니, 쌀 처지에서 보면 억울할 법도 하다.

저탄수화물 다이어트는 탄수화물 중에서도 특히 쌀, 즉 밥 먹는 것을 멀리한다. 밥의 약 37%가 탄수화물 성분이기 때문이다. 게다가 '밥을 먹으면 살이 찐다'라는 오해까지 보태져서 여성들은 한결같이 밥을 남긴다. 심한 사람들은 아예 밥은 먹지 않고, 야채나 과일로 끼니를 대신하기도 한다. 하지만 밥은 무조건 적게 먹으려 애쓰는 여성들이 종종 빵, 파스타, 과일 등 다른 탄수화물 식품에는 관대한 모순된 행동을 보이기도 한다.

건강과 관련된 여러 기관의 권고안도 쌀의 무죄를 뒷받침한다. 일본 후생노동성(우리나라의 보건복지부에 해당 - 옮긴이 주)은 '사람이 하루에 필요한 총에너지의 50~70%를 탄수화물로 섭취할 것'을 권고하고 있다. 또한 WHO(세계보건기구)나 FAO(유엔식량농업기구) 역시 '설탕은 총에너지 필요량의 10% 미만으로 섭취할 것'을 권고하고 있다.

우리는 원래 쌀을 먹는 민족이었다. 우리 몸의 기능 역시 쌀을 중심으로 한 식생활에 맞게끔 변화됐다(75쪽 '우리 몸에 익숙한 소화효소' 참조). 조상 대대로 먹어온 것이야말로 우리 몸에 가장 잘 맞고 건강을 유지하는 훌륭한 식재료다. 밥을 먹지 않고 다른 음식을 통해서 몸을 만들려고 해봤자 몸의 균형만 무너질 뿐이다.

밥 대신 칼로리가 낮고 단백질이 많은 닭가슴살을 잔뜩 먹으면 군살 없이 탄탄한 몸이 되지 않을까? 사람은 육식동물이 아니므로 고기를 너무 많이 먹으면 소화기관에 부담을 줘서 결국, 대사가 정상적으로 이루어지지 못한다.

물론 탄수화물을 섭취하지 않으면 체중이 줄어든다. 하지만 이는 체지방보다는 몸속의 수분이 빠져나가는 현상으로, 엄격히 말해 체중이 줄어들었다고 볼 수 없다. 오히려 탄수화물이 부족하면 기억력 감퇴와 만성피로 등의 부작용이 생길 수 있다. 또 과잉 섭취된 단백질을 에너지로 바꾸는 과정에서 생겨나는 질소노폐물 때문에 간과 신장에 무리가 갈 수도 있다.

결과적으로 밥 대신 단백질 섭취를 늘리는 저칼로리 다이어트로는 살이 빠지기는커녕 오히려 살찌기 쉬운 체질이 되어 버린다. 탄수화물은 다른 에너지원보다 먼저 사용된다. 그래서 밥 위주로 세 끼 식사를 한다면 체내 에너지원이 일정하게 유지된다. 그리고 매 끼 다 밥을 먹어도 우리가 하루에 필요한 에너지의 65% 밖에 채워지지 않는다. 밥 위주의 식단은 다른 어떤 식단보다 다이어트와 비만 예방에 도움이 된다.

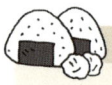

米남米녀를 위한 **건강지식**

인체는 끊임없이 활동을 하면서 혈액 속의 포도당을 끌어내 사용한다. 그리고 사용하고 남은 포도당은 다음에 필요한 때를 대비해 몸속에 저장한다. 이 과정에서 작용하는 호르몬이 바로 인슐린이다. 인슐린은 췌장에서 분비되며, 혈액에 있는 포도당을 근육으로 옮겨 에너지를 내거나 지방으로 축적되도록 돕는다.

경이로운 '밥심'의 실체

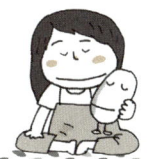

🍚 말 여섯 마리를 이긴 인력거꾼

많은 사람들은 기력이 쇠하거나 힘쓰는 일을 해야 할 때면 '고기를 먹어야 힘을 낼 수 있지'라며 육류를 찾는다. 보신에 좋다고 알려진 음식의 주재료도 대부분 고기다. '고기=스테미너'라는 인식이 우리의 머릿속 깊숙이 박혀 있다.

메이지시대에 이런 인식을 단박에 뒤집은 일화가 있다. 에르빈 폰 벨츠는 의학과 영양학을 가르치기 위해 도쿄 의학교(현재의 도쿄대학 의학부)에 온 독일인 의사였다. 하루는 도쿄에서 도치기 현에 있는 닛코까지 갈 일이 생겼다. 닛코까지 가는 도중에 말을 여섯 마리나 갈아탔다. 시간도 14시간이나 걸렸다. 닛코를 두 번째 방문할 때는 인력거

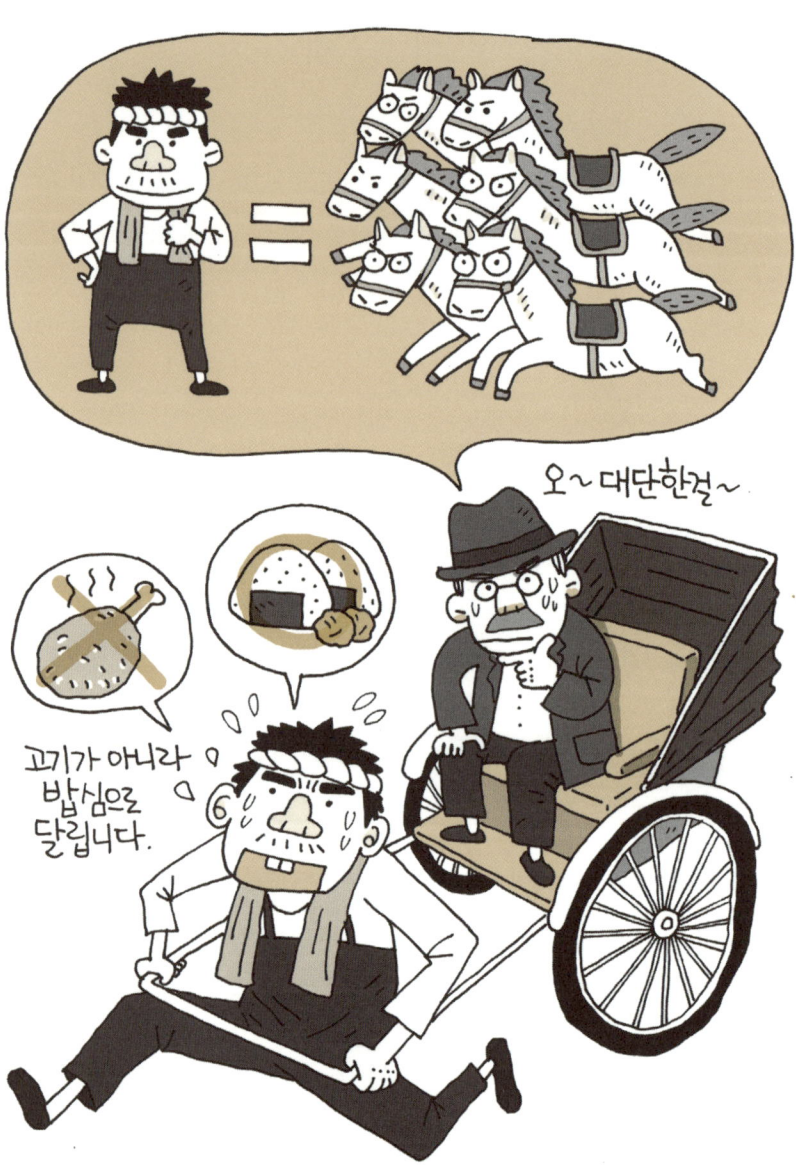

를 타고 갔다. 그런데 단 한 명의 인력거꾼이
14시간 반을 달려 닛코에 도착했다.

인력거꾼의 지구력과 속도에 놀란 벨츠 박사
는 인력거꾼의 식사 내용을 조사해보았다. 인
력거꾼이 먹은 것은 현미와 보리를 섞어 만든
주먹밥에 장아찌뿐인 지극히 변변찮은 식사
였다. 벨츠는 다시 한 번 깜짝 놀랄 수밖에 없
었다. 당시 영양학적 상식과는 너무나도 동떨
어진 식사였기 때문이다.

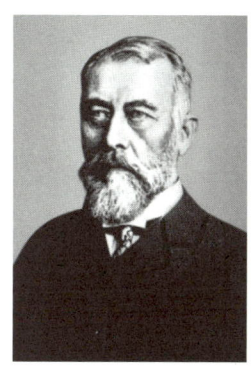

일본에 서양 의학과 영양학을 처음
소개한 독일인 의사 에르빈 폰 벨츠.

벨츠는 고기를 사서 인력거꾼에게 먹여보았다. 그런데 인력거꾼은 세
번째 식사를 마쳤을 때쯤부터 피로를 호소했다. 그리고 인력거를 끄
는 속도도 급격히 떨어졌다. 인력거꾼은 "원래 먹던 것을 다시 먹으면
좋겠습니다"라고 간곡히 부탁했다. 그리고 주먹밥과 장아찌뿐인 식사
로 돌아가자 무거운 인력거를 끌고 다시 신나게 달리기 시작했다.

🌱 힘을 내기 위해서는 고기가 아니라 쌀을 먹었다

이 일화는 우리 몸을 건강하게 하고 활성화시키는 것은 기름진 고기
가 아니라, 다름 아닌 쌀이라는 사실을 말해주고 있다.

힘은 근육에 저장된 글리코겐에서 나온다. 탄수화물은 소화과정을 거쳐 간과 근육에 글리코겐 형태로 저장된다. 간에 저장된 글리코겐은 혈당으로 변해 운동에너지로 사용된다.

근육 속에 탄수화물이 많으면 장거리 달리기처럼 지구력을 필요로 하는 운동 능력이 향상되고, 피로가 와도 금방 회복된다. 반대로 탄수화물이 부족하면 쉽게 피로해지고 운동 능력도 떨어진다. 실제로 마라톤 같은 장거리 달리기 선수들은 경기 이삼일 전부터는 집중적으로 복합탄수화물(밥, 국수 등)을 먹는 방식으로 탄수화물 섭취를 늘린다.

지구력 향상에는 쌀이 으뜸!

같은 복합탄수화물이지만 쌀은 밀보다 힘을 더 많이 내게 한다. 도쿄 해양대학은 쌀과 밀을 섭취했을 때의 지구력 차이를 실험했다. 쥐에게 4주간 쌀과 밀로 만든 사료를 먹이고 수족관을 헤엄치게 했다. 실험이 진행됨에 따라 쌀을 먹은 쥐와 밀을 먹은 쥐의 지구력 차이가 점점 커져, 4주 뒤에는 격차가 세 배 가까이 벌어졌다.

피곤하다, 기력이 딸린다고 해서 비싸고 귀한 보양식을 찾으러 다닐 필요가 없다. 밥상에 늘 올라오는 밥이야 말로 가장 좋은 보양식

이다. 밥은 내 몸을 움직일 수 있게 해주는 에너지를 만드는 가장 중요한 원천이자, 활기찬 하루를 책임지는 중요한 음식이다.

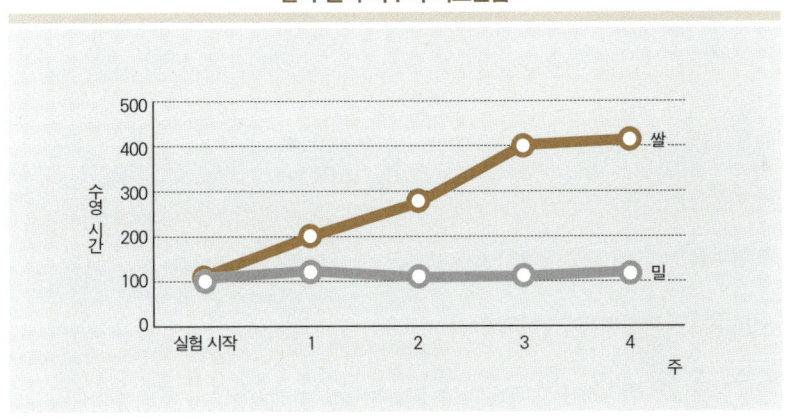

쌀과 밀의 지구력 비교실험

자료: 도쿄해양대학 해양과학기술연구소

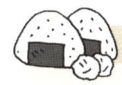

米남米녀를 위한 **건강지식**

음식이 지방으로 전환되는 비율은 영양소마다 다르다. 지방을 섭취하면 거의 대부분 지방으로 저장된다. 탄수화물은 대부분 간이나 근육에 글리코겐 형태로 저장돼서 에너지로 소모된다. 탄수화물이 실제로 우리 몸에 저장되는 것은 겨우 1%정도다. 단백질은 섭취하는 과정에서 에너지 소모가 크다. 하지만 야채나 콩류에도 단백질이 충분히 포함되어 있기 때문에, 단백질을 섭취하기 위해 꼭 육류를 먹을 필요는 없다.

칼로리에 신경 쓸수록
살이 빠지지 않는다

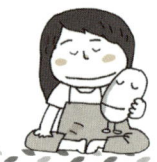

 칼로리 신앙의 광신도들

다이어트 중인 여성이 입에 자주 올리는 말이 있다. "○○○처럼 칼로리가 높은 음식은 다이어트에 치명적이야." "○○○은 칼로리가 낮으니까 안심할 수 있어." 또 이들은 구구단을 외듯이 음식의 칼로리를 줄줄 꿰고 있기도 하다. "치킨 한 조각은 180킬로칼로리고, 포테이토칩 한 봉지는 550킬로칼로리고, 도넛 한 개는 230킬로칼로리고……." 슈퍼마켓이나 편의점에 가면 '저칼로리' 또는 '제로 칼로리'라고 표시한 식품이 이들을 유혹한다. 이 정도로 칼로리에 얽매여 살고 있다면 '칼로리 신앙의 광신도'라고 표현해도 이상하지 않다.

이들이 이토록 중요하게 생각하는 칼로리란 도대체 무엇인가? 교과서 식으로 말하자면, 탄수화물, 단백질, 지방 이 3대 영양소가 발생시키는 '열량'이 칼로리다. 열량은 식품이 몸속에서 발생시키는 에너지다. 식품에 들어 있는 영양소의 함유량에 1그램 당 해당하는 숫자(탄수화물 4, 단백질 4, 지방 9)를 곱해서 킬로칼로리(kcal) 단위로 표시한다. 칼로리가 체중에 영향을 미친다는 것은 거부할 수 없는 사실이다. 그래서 섭취하는 칼로리를 조절하는 것은 다이어트에 도움이 된다.

우리 몸에서 사용하는 에너지는 기초대사량이 70%, 활동대사량이 20%, 식이대사량이 10% 정도를 차지한다. 이 중에서 의지로 조절할 수 있는 것은 활동대사량뿐이다. 그런데 운동으로 활동대사량을 늘리는 것은 어느 정도 한계가 있다. 힘들게 운동을 해도 피자 한 조각을 더 먹으면 모든 것이 물거품이 되어버린다. 그래서 많은 사람들이 더욱더 섭취하는 칼로리를 줄이는데 집착하게 된다.

하지만 칼로리는 체중 변화에 영향을 미치는 척도의 하나에 지나지 않는다. 계량화 되어 있어 활용하기는 쉽지만, 중요한 것이 완전히 빠져 있다.

🧄 살이 찌는 요인은 칼로리 하나가 아니다

칼로리를 넘치게 섭취했더라도 신체의 여러 가지 기능이 확실하게 작용하고 있다면, 체내에서 대사 작용이 활발해져서 지방을 축적하지 않는다. 반대로 아무리 열심히 칼로리를 제한하거나 칼로리 계산에 집착하더라도 신체가 활발하게 기능하지 않으면 결코 살이 빠지지 않는다. 즉, 살이 찌는 이유는 몸이 건강하지 않아서 대사가 활발히 이루어지지 않았기 때문이기도 하다.

극단적인 예를 들어보자. 많이 먹기 대회에서 입상한 사람들 중에는 왜 뚱뚱한 사람이 거의 없을까? 아니, 오히려 날씬한 사람이 훨씬 많다. 치킨, 핫도그, 햄버거 등 고칼로리 식품을 엄청나게 먹어대는데도 불구하고 이들이 살이 찌지 않는 이유는 몸이 건강해서 소화나 배출, 대사 등의 신체 활동이 활발하기 때문이다.

칼로리를 제한해도 살이 잘 빠지지 않는 사람은 건강하지 않거나 내장 기능이 약해져 있는 등 칼로리 외에 살찌는 뭔가 다른 이유가 있는 것이다. 이점을 놓치고 있으면 아무리 칼로리를 제한해도 살이 빠질 리 없다.

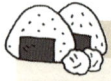 米남米녀를 위한 **건강지식**

식약청의 「식품 등의 표시기준」 조항을 보면 '열량은 킬로칼로리(kcal)로 표기하되 그 값에 가장 가까운 5kcal 단위로 표기하며, 5kcal 미만은 0으로 표시할 수 있다'라고 되어 있다. 또한 식품 100g당 지방 함량이 0.5g 미만이면 무지방으로 표기할 수 있다.

또 칼로리 계산에 열을 올리다 보면 탄수화물, 지방, 단백질에만 신경 쓰느라 비타민이나 미네랄 섭취를 간과하기 쉽다. 비타민과 미네랄은 열량을 내지는 않지만, 부족하면 대사가 잘 이루어지지 않는다. 그래서 먹은 게 지방으로 바로 쌓이게 만든다. 비타민 B군, 마그네슘, 아연, 크롬 등은 체지방을 빼는데 매우 중요한 역할을 한다.

칼로리를 기준으로 볼 때, 지방을 많이 함유하고 있는 견과류는 고열량이라 다이어트에 해로운 식품이다. 그러나 견과류 속 지방은 체내 에너지 소비를 촉진시키는 불포화지방인데다가 콜레스테롤을 감소시킨다. 견과류에는 비타민 E와 식물성 단백질, 섬유질이 풍부하다. 견과류를 섭취했다고 해서 체중이 늘어나지 않으며 오히려 과식을 예방하는 효과도 있다. 이 외에도 두유, 호두, 참깨 등 많은 식품들이 칼로리는 높지만 이를 상쇄하고도 남을 만큼 장점이 많다.

🐚 지금 당장 칼로리에 대한 맹신을 버려라!

다이어트를 '결혼할 사람을 고르는 일'에 비유해보자. 칼로리만 계산하고 있는 사람은 얼굴만 보고 결혼상대를 고르는 사람과 같다. 만약 당신이 결혼을 한다면 상대방의 성격이나 사고방식, 생활력이나 건강상태, 가정환경, 외모, 수입 등 가능한 모든 조건을 고려하지 않겠

는가? 얼굴만 보고 배우자를 고른다면 결혼생활은 오래 지속되지 못
한다.

다이어트도 마찬가지다. 칼로리만 생각하고 있으면 반드시 실패한다.
살을 빼려면 먼저 뿌리 깊은 '칼로리 신앙'부터 버려야 한다.

원푸드 다이어트를
평생 계속할 수 있는가?

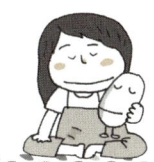

 살이 빠진 게 아니라 영양실조로 수척해진 것이다

예전이나 지금이나 바뀌지 않는 잘못된 다이어트법 가운데 하나가 '원푸드 다이어트'다. 바나나만 먹는다, 고구마만 먹는다, 삶은 달걀만 먹는다……. 쉽게 생각해도 계속할 수 있을 가능성이 희박하고 몸에도 좋을 리 없는 방법들인데도, 다이어트 강박증인 여성들은 누군가 "○○만 먹고 살이 빠졌어"라고 말하면 귀가 쫑긋해진다.

방송에서 새로운 원푸드 다이어트법이 소개라도 되는 날에는, 슈퍼마켓에서 해당 식품이 불티나게 팔린다. 위험하다는 것을 알면서도 원푸드 다이어트에 소중한 몸을 맡기는 여성들을 보면, 제 몸이 다 타버릴 걸 알면서도 불 속으로 뛰어드는 불나방이 떠오른다.

열심히 운동을 해도 꿈쩍 않던 체중계의 눈금이 단 며칠 만에 신나게 역주행한다면 뛸 듯 기쁠 것이다. 하지만 심각한 영양 결핍을 초래하는 원푸드 다이어트는 건강을 해칠 수밖에 없다. **체중 감량에 성공했더라도 그것은 살이 빠진 게 아니라 영양실조로 수척해진 것이라고 말하는 편이 옳다. 또한 체중 감량 역시 일시적인 현상일 뿐이다.** 건강을 해치면서 뺀 체중 뒤에는 반드시 요요의 위험이 도사리고 있다.

바나나도 고구마도 닭가슴살도…… **제아무리 살 빼는데 효과적인 식품이라도 평생을 먹고 살 수는 없다.** 고통스러운 원푸드 다이어트를 끝내고 정상적인 식사로 돌아갔을 때 다시 살이 찌는 것은 불을 보듯 뻔하다. 게다가 원래 체중으로 돌아가는 것도 모자라 오히려 다이어트를 시작하기 전보다 더 '살이 잘 빠지지 않는', 그리고 '살찌기 쉬운' 몸으로 바뀌고 만다. 단기간 급격하게 체중을 감량하면 근육량이 감소해 기초대사량이 떨어진다. 반면 지방세포들의 저장 능력은 오히려 향상되어 체지방이 쉽게 쌓여 살이 잘 찌는 체질이 될 수 있다.

🥄 맛없다고 생각하면서 먹으면 살이 빠지지 않는다

원푸드 다이어트의 경우, 한 가지 음식만 계속 먹으므로 언젠가는 반드시 질리고 만다. 그럼에도 사람들은 단지 살을 빼기 위해서 열심히 먹으려 애쓴다. 먹기 싫은 것을 억지로 먹다보면 사고방식이 부정적으로 변할 수 있다. 사람이 음식을 먹는 이유는 단지 허기를 채우기 위해서만은 아니다. 식도락, 스트레스 해소 등도 무시할 수 없는 요인이다. '넌더리가 나지만 살을 빼고 싶으니까 꾹 참고 먹는다'라고 생각하면 식사라는 즐겁고 행복한 시간이 '스트레스'가 되어버리고 만다. 또 식사에 대해 감사하는 마음도 줄어든다.

식사에 대한 부정적인 사고는 아주 위험하다. 병은 마음에서 시작된다. 다이어트도 마찬가지다. 장기를 건강하게 유지하고 대사를 촉진시켜서 살이 빠지기 쉬운 몸을 만들기 위해서는 건강한 마음가짐이 필수다. 늘 신경질적으로 먹는 것을 제한하거나 칼로리를 계산하면서 까다롭게 굴면 몸속 기관들이 제대로 움직이지 않는다. 기초대사도 떨어지고 변비, 탈모, 골다공증, 식이장애, 우울증 등 신체적·정신적 이상을 초래할 수도 있다.

원푸드 다이어트는 귀 기울여야 할 우리 몸의 목소리는 모두 무시하고 오로지 체중계의 숫자가 줄어드는 것만을 목표로 한다. 근본적으로 건강을 해치는 다이어트는 반드시 요요현상이 따라올 수밖에 없다는 사실을 명심하자.

🔔 먹기만 하면 살이 빠진다고? 다이어트 식품의 함정

물에 타면 쉐이크처럼 마실 수 있는 다이어트 식품이 인기다. 식사 대신 먹는 다이어트 식품들은 칼로리가 낮으면서 포만감이 오래 유지되기 때문에 체중 조절에 도움이 된다고 이야기 한다. 뿐만 아니라 비타민, 미네랄, 섬유질 등이 풍부해서 영양 균형도 뛰어나고, 물에 타 먹기만 하면 되니 이보다 편한 다이어트는 없다고 홍보하고 있다.

정말 그럴까? 만약 이 식품들이 신선한 곡물이나 야채를 갓 찧거나 짜내 만든 것이라면 영양적으로 좋을 수 있다. 그런데 다이어트 식품에 들어 있는 비타민이나 미네랄은 모두 합성된 것으로, 천연 원료는 거의 들어 있지 않다. 자동차에 유사 휘발유를 넣어봤자 고장의 원인이 될 뿐이다.

심지어 이런 음료형태의 다이어트 식품은 씹을 필요가 없기 때문에 충분한 포만감을 얻기도 힘들다. 씹는 행위는 다이어트와 밀접한 관련이 있다. 2009년에 미국의 「영양학 저널」이 음식의 한 입 크기와 씹는 시간이 포만감에 미치는 효과를 알아보기 위한 실험을 했다. 그 결과 한 번에 입에 넣는 음식물 크기가 클수록, 씹는 시간이 짧을수록 음식을 더 많이 먹는 것으로 나타났다. 즉 조금씩 천천히 꼭꼭 씹어 먹으면 그만큼 음식물 섭취를 줄일 수 있다.

포만감은 배가 아닌 뇌가 느낀다. 꼭꼭 씹다보면 포만중추가 자극되어서 뱃속에 들어 있는 음식물 양에 상관없이 뇌가 배부르다고 느낀다. 배고플 때 껌을 씹으면 공복감 줄어드는 것도 이런 이유 때문이다.

살이 찐 사람들은 대부분 음식을 빨리 먹는 습관이 있다. 보통 음식을 먹고 나면 10~20분이 지나야 포만중추가 자극을 받아 배부르다고 느낀다. 음식을 대충대충 씹어서 빨리 먹으면 소화기관에 부담을 줄 뿐만 아니라, 포만중추가 미처 배부르다고 느끼기 전에 음식을 많이 먹어 결과적으로 과식을 하게 된다.

다이어트 식품은 간편하지만 장기적으로 봤을 때 살을 빼는데 별 도움이 안 된다. 광고에서 감량에 성공했다고 요란하게 떠들던 유명인을 떠올려보자. 시간이 지나서 사람들 머릿속에서 잊혀질 무렵에는 모두들 원래대로 돌아가거나 오히려 살이 더 쪄버리지 않았는가.

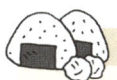 米남米녀를 위한 **건강지식**

씹기는 노화와도 밀접한 관련이 있다. 씹는 힘이 약해지면 뇌로 가는 혈류가 줄어들어 뇌의 노화가 진행된다. 무언가를 씹을 때 입 안에는 침이 분비된다. 침에는 코엔자임 Q10처럼 활성산소(세포를 늙게 함)를 없애는 항산화 물질이 많이 들어 있다.

상처가 생기면 무의식적으로 침을 바르는데, 실제로 침에는 상처를 치료하는 상피성장인자와 신경성장인자가 포함돼 있다. 신경성장인자는 신경세포의 회복을 촉진해 치매를 예방하고 개선하는 물질이다. 따라서 씹는 힘이 떨어져 침이 잘 안 나오면 뇌세포의 노화도 가속화된다.

야채에 대한
맹목적인 사랑을 거둬라

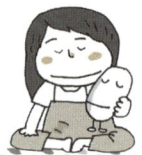

 샐러드는 구태여 사서 먹을 필요가 없다

비타민과 섬유질이 풍부한 야채는 다이어트에 가장 좋은 식품이라고 이야기 한다. 피부 미용과 변비, 여성 질환을 예방하는 효과가 있어 특히 여성에게 더 좋다는 인식도 강하다.

야채를 많이 먹기 위해서 샐러드를 애용하는 여성들이 많다. 하지만 샐러드는 구태여 사서 먹을 필요가 없다. 여기에는 두 가지 이유가 있다. **판매하는 샐러드에 들어 있는 야채는 야채 본래의 힘과 영양이 부족하다.** 요즘 레스토랑에서 제공하는 샐러드나 대형마트에서 팔리는 야채는 대부분 온실 재배로 계절에 관계없이 출하되는 '인공적인 야채들'이다. 이런 야채들은 겉보기에는 그럴 듯해도 영양이 많이 부족하다. 단, 추위에 강하고 계절에 맞춘 품종이 다양하게 개발돼 사계절 내내 밖에서 재배할 수 있는 양배추나 열무 등의 채소는 그렇지 않다.

옛날부터 우리가 많이 먹어온 야채는 산나물, 콩, 마 등이다. 이런 야채들을 제철에 수확해 만든 '제철 야채 샐러드'라면, 효소와 영양이 풍부하게 들어 있기 때문에 권할만하다. 온실은 온도, 습도, 일조량 등을 식물이 생장하는데 적합하도록 만든 '인공 자연'이다. 이 공간에는 어떠한 시련도 없다. 그래서 귀하게 자란 야채들로 만든 샐러드와 제철 야채로 만든 샐러드는 야채에 깃들어 있는 생명력 면에서도 큰 차이가 있다.

군이 샐러드를 사서 먹을 필요가 없는 또 한 가지 이유는, 샐러드를 먹음으로써 쓸모없는 것까지 섭취하기 때문이다. 가공품으로 팔리고 있는 야채는 기본적으로 잘라져 있다. 야채는 잘라 놓으면 변색되거나 시든다. 이런 현상을 막기 위해서 보존료 등의 식품첨가물이 사용되고 있다. 갈색이 된 야채나 시들어 빠진 야채를 먹고 싶어 하는 사람은 없을 테니까. 한없이 싱싱한 상태를 유지하고 있는 야채에는 몸에 부담을 주는 쓸데없는 것이 많이 포함되어 있다.

또한 샐러드를 먹을 때 야채만 먹는 사람은 드물다. 드레싱이나 소스, 마요네즈……. 뭔가 찍어먹거나 뿌려 먹을 것이 필요하다. 그럼으로

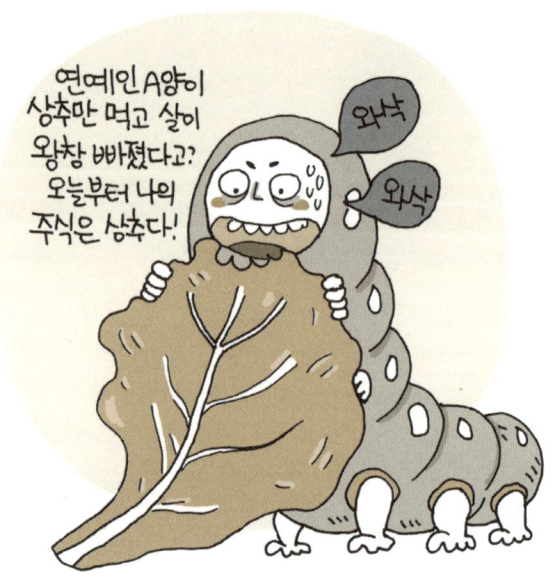

써 착색료나 보존료 등의 식품첨가물을 먹게 된다. 야채와 식품첨가물을 함께 먹으면 기껏 섭취한 영양도 플러스 마이너스 제로가 되어 버린다. 그리고 마요네즈나 드레싱의 주재료는 기름이다. 생생한 모습을 유지하게 하는 보존료를 듬뿍 섭취하고 드레싱으로 화학조미료 등의 첨가물까지 섭취하면 우리 몸의 기능이 흐트러지는 것만은 분명하다.

대형마트에서 파는 샐러드나 외식 메뉴에 있는 샐러드만 먹어서는 결코 살이 빠지지 않는다는 사실을 알아두기 바란다.

야채주스 좋아하는 사람 중에 날씬한 사람은 없다

바쁜 현대인의 야채부족을 해소하기 위해 시중에는 각종 야채주스가 나와 있다. 한 병으로 몇 십 종의 야채를 섭취할 수 있는 것이 장점이라고 한다. 야채주스는 과즙주스에 비해 칼로리가 낮고, '건강한 음료'라는 이미지가 있어서 날씬한 몸매를 지향하는 여성에게 인기를 얻고 있다.

하지만 딱 잘라 말하겠다. 야채주스는 야채 대용이 될 수 없다. 더 나아가서 야채주스는 다이어트에 맞지 않다.

야채를 먹는 최대의 장점은 '효소'를 섭취하는 것이다. 살아 있는 것, 신선한 것에는 효소가 듬뿍 함유되어 있다. 사람이 다양한 생명활동을 할 수 있는 것도 사실은 이 효소 덕분이다. 예를 들어 몸에 필요 없는 노폐물(여분의 지방 등)을 연소시켜서 날씬해지기 위해서는 효소가 절대적으로 필요하다. 야채주스는 아무리 신선한 유기농 야채를 원료로 사용한다 해도 분쇄하거나 가열처리를 하거나 다양한 첨가물을 섞어서 만든다. 이런 과정에서 야채의 생명은 박탈되고 효소는 상실된다. 또한 맛을 조절하기 위해 과당이나 포도당 등의 당분을 첨가하고 있다.

말하자면 야채주스는 대부분 '당분 과다'나 '효소 부족' 상태의 음료다. 편리함이나 맛을 우선시한 나머지 가장 중요한 '생명'을 잃어버린

게 바로 야채주스다.

야채가 다이어트에 효과적인 이유는 섬유질이 풍부하기 때문이다. 섬유질은 소화기관을 건강하게 하고 콜레스테롤을 낮춰준다. 또 음식물을 먹고나서 혈당이 상승하는 것을 완만하게 낮춰주는 역할을 한다. 하지만 야채주스는 착즙과정에서 섬유질이 제거된다.

야채와 야채주스는 완전 별개

만약 건강을 위해 야채주스를 마신다면 갓 짰거나 직접 만든 것이 가장 좋다. 그래야 효소의 파괴를 최소화할 수 있고, 설탕 등 몸에 해로운 첨가물이 들어가지 않은 야채 그대로를 마실 수 있기 때문이다.

만약 번거롭거나 시간이 없어서 제품화된 것을 사야한다면, 가급적 다른 첨가물이 들어 있지 않은 원액 100%를 고르자. 성분표시에 '농축환원', '가당'이라는 단어가 씌어 있으면 과감히 내려놓아야 한다.

많은 사람들이 '과즙 100% 주스'라고 하면 과즙을 짜서 그대로 제품화해 다른 성분은 전혀 섞이지 않았다고 생각한다. 하지만 여기서 100%는 농축과즙과 물의 비율이 원래 과실 착즙액과 같아질 정도까지 물을 타서 농도를 원상태로 되돌렸다는 의미다. 결국 성분표시에 있는 '100%'는 농도를 말하는 것이지 첨가물의 사용 유무와는 아무

상관이 없다.

덧붙여서 야채주스에 들어 있는 '비타민 C'는 인공적으로 합성된 첨가물이다. 몸에 좋은 이미지를 주는 표현이지만 명백한 합성첨가물임을 기억하자(아주 드물게 천연 비타민 C를 사용하고 있는 회사도 있다).

야채와 야채주스는 엄연히 다르다. 당신의 머릿속에 각인되어 있는 '야채주스=건강함', '야채주스=저칼로리'라는 공식을 말끔히 지워버리자. 그래야 성공적인 다이어트에 한 발짝 다가갈 수 있다.

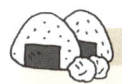 米남米녀를 위한 **건강지식**

시판되는 주스에는 합성착향료·구연산·액상과당·비타민 C 등이 들어 있다. 농축과즙은 수분을 증발시키기 위해 고온에서 가열하기 때문에 과일 본연의 맛과 향이 사라진다. 부족한 맛과 향을 채우기 위해 합성착향료 등의 첨가물을 넣는다.

'다이어트 마니아'일수록
살이 잘 빠지지 않는다

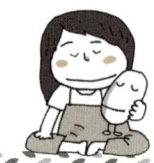

생체실험의 대상을 자초하는 다이어트 마니아들

미용이나 패션 정보처럼 최신 다이어트 정보를 줄줄 꿰고 있으면서, 여러 가지 다이어트에 도전하고 있는 여성을 자주 볼 수 있다. 하지만 유감스럽게도 그녀들은 대부분 다이어트에 성공하지 못했다. 몸무게 가 고무줄마냥 늘었다 줄기를 반복할 뿐이다.

왜 그럴까? 요즘은 정보가 너무 많아서 흘러넘치는 시대다. 하루가 멀 다 하고 텔레비전, 책, 인터넷 등의 각종 매체를 통해 새로운 다이어트 정보가 생산된다. '내 몸에 맞는지?', '의학적 근거가 충분한지?', '부 작용은 없는지?' 등 중요한 것들을 제대로 따져보지도 않고 무조건 신상(?) 다이어트에 달려들고 본다. 또 '○○가 좋다'라는 말을 들으면 곧바로 그것을 시험해보고, 효과를 보기도 전에 다음 정보에 달려든다. 결국 무엇이 왜 좋은지, 무엇이 내 몸에 맞는지를 모른 채로, '○○해야 한다', '○○는 하지 않는 것이 좋다'라는 단편적인 정보에 마냥 휘둘리고 있는 것이다.

그 결과, 다이어트 정보에 얽매여서 일 년 365일 다이어트에 도전했다가 포기하기를 반복하고 만다. 이래서는 다이어트 정보 자체는 좋은 것이었더라도 살은 빠지지 않는다.

🧄 헷갈린다면 버려라. 그리고 바보가 되라!

칼로리 신앙, 야채 신앙, 다이어트 정보나 건강지식……. 당신이 알고 있는 다이어트와 관련된 모든 지식을 지금 당장 버려라! 혼란스럽기만 한 정보들을 모두 비워내고 완전히 새롭게 리셋한 다음, 이 책이 권하는 다이어트를 실행해보자.

머리가 좋고 똑똑하고 성실한 사람일수록 다이어트가 어려운 법이다. 미안한 말이지만, 바보가 되는 것이 다이어트 성공의 비결이라고 생각하자.

'내가 본 어떤 책은 이렇게 말하고 있다', '저명한 선생님이 그런 방법은 안 된다고 말했다', '몸매가 멋지기로 이름난 여성 탤런트가 이렇

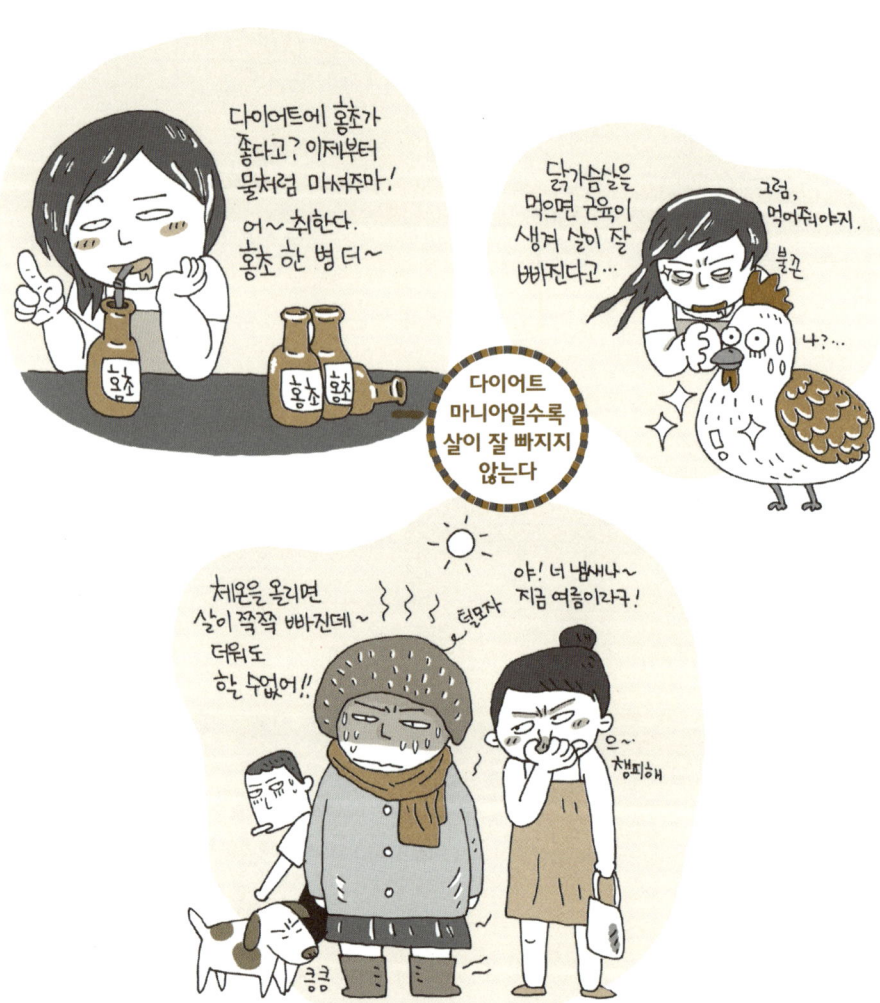

게 해서 살을 뺐다'……. 당신의 귀로 폭포처럼 쏟아지는 다이어트 정보나 지식 때문에 정작 정말로 무엇이 좋은지 헷갈릴 때, 답은 딱 하나다.

'모두 버린다.'

정보를 추가함으로써 혼란이 가중된다면 차라리 아무것도 생각하지 않고 아무것도 하지 않는 편이 낫다. 다이어트는 머릿속에 들어 있는 정보의 양이 아니라 지속적인 실행을 통해서 성공에 가까워지는 것이다.

다이어트를 하는 기간은 딱 3개월이다. 아무리 다른 사람에게 효과가 있었던 방법이라 해도 3개월 동안 해보았는데 효과가 없다면, 그것은 당신에게는 맞지 않는 방법이다.

굶으면서 뺀 살은 곧
부메랑처럼 돌아온다

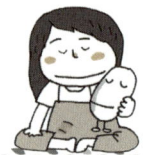

🌰 먹는 걸 줄인다고 살이 빠질까?

유행하는 여러 가지 다이어트법의 문제점을 알아봤다. 이제 지금까지
당신이 왜 살이 빠지지 않았는지, 왜 다이어트를 계속할 수 없었는지,
왜 요요현상이 일어나 버렸는지를 알았는가? 그 이유는 딱 하나다.
살을 빼려는 강한 의지나 살을 빼는 효과적인 방법이 있어도,
몸이 응해주지 않았기 때문이다.

몸은 왜 제멋대로 움직일까? 당신의 몸은 말하자면 공장이다. 먹어서
흡수된 것이 재료이고, 우리 몸의 장기들은 기계다. 장기를 활발히 움
직여 재료를 분해하고 소화하고 흡수하는 일련의 활동을 가능케 하는
힘은 종업원에 비유할 수 있다. '포식(飽食)의 시대'인 현대에는 제품

으로 가공하기 위한 재료는 풍부하게 있다. 그리고 기계를 이용하여 재료를 제품으로 가공하는 종업원도 많다. 종업원의 노동력 이상으로 재료가 과다해져서 재고가 산더미처럼 쌓여 있는 상태가 '비만'이다.

이 상황을 타개하는, 즉 살을 빼는 방법은 여러 가지 있다. 그러나 대부분의 다이어트는 재료의 납품을 줄일 것을 권한다. 재료를 줄이면 재고가 많이 쌓이지 않기 때문에 비만이 해소된다는 논리다. 그러나 여기에 함정이 있다. 재료를 줄이면서 동시에 기계를 움직일 종업원도 해고해 버리기 때문이다. 그 결과는 어떻게 될까?

다음에 재료가 들어올 때 납품량이 똑같아도 종업원 수가 줄어들었기 때문에 이전만큼 제품을 만들지 못해 재료가 점점 쌓이고 만다. 게다가 종업원이 적어지면 기계의 점검과 수리 등 정비활동도 정체된다. 그래서 사용하고 있지 않은 기계는 녹이 슬거나 망가져버려서 다음에 쓰려고 할 때에 제대로 작동하지 않는다. 이런 상태가 바로 '요요현상'이다.

실제로 원푸드 다이어트나 극단적인 식사제한 등 이른바 '재료'를 줄이는 방법으로 살을 빼면 근육이 줄어든다. 하루치 기초대사량 가운데 40%를 근육이 소비한다. 근육이 많으면 소비하는 에너지가 증가하고 반면 지방은 덜 쌓이게 된다. 근육량이 줄어들어버리면 기초대사도 저하되고, 소비할 수 있는 칼로리가 줄어들어 요요현상의 수렁에서 헤어 나올 수 없게 된다.

🔔 생산력을 높여야 재고가 쌓이지 않는다

그렇다면 성공적인 다이어트는 어떤 것일까? 다시 공장에 비유하자면 종업원 수를 늘리는 것, 즉 우리 몸의 여러 기관을 활발히 움직이는 힘을 키우는 것이 중요하다. 그렇게 되면 재료의 양을 줄이지 않아도 재고를 척척 처리할 수 있다. 게다가 한가한 종업원들이 기계의 점검과 수리를 해주기 때문에 공장가동률이 높아져서 생산력이 더욱 향상되는 것이다.

재료의 양에 신경 쓰기 전에 우리 몸에 종업원이 얼마나 있는지, 또 종업원들이 얼마나 똑 부러지게 일을 하고 있는지를 확인하는 것이 중요하다. 즉, 먹는 양의 많고 적음은 비만의 한 가지 요소에 지나지 않는다.

당신 몸속의 종업원이 보강되지 않는 한, 어떤 다이어트를 해도 성공할 수 없다. 반대로 이런 메커니즘을 알고 제대로 활용한다면 '살이 빠지지 않는다', '다이어트를 계속하기 힘들다', '요요현상이 반복된다' 등 다이어트의 고질적인 문제와 이별할 수 있다. 그리고 고통스럽게 굶지 않고 제대로 먹으면서 쉽게 살을 뺄 수 있다.

살이 술술 빠지는 비결,
항상성

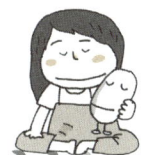

🧄 건강을 책임지는 항상성

종업원들의 업무는 곧, 항상성을 유지하는 일이다. '항상성(恒常性, homeostasis)'란 무엇일까? 생물의 몸 안에서는 체내의 환경을 일정하게 유지하려 하는 작용이 일어난다. 체온이나 혈압, 혈당, 체중처럼 외부의 변화에도 언제나 똑같이 안정된 상태를 유지하는 방향으로 작용하는 것이 항상성이다. 항상성은 라틴어 'homeo(같은, 동등한)'와 'stasis(상태)'가 합쳐진 말이다.

서양의학으로 말하면 자율신경의 균형과 호르몬의 분비, 면역력이 확실하게 작용하고 있는 상태를 가리킨다. 동양의학에서는 '기(氣)·피(血)·진액(水)'이 확실하게 돌고 있는 상태를 가리킨다. 쉽게 말해서 항상성이 잘 유지되는 몸은 혈액과 호르몬 등이 막힘없이 순환하고, 몸속 각 기관들이 활발히 움직이는 건강하고 튼튼한 몸이다. 항상성이 유지되면 쉽게 병에 걸리지 않고 살이 찌거나 쓸모없는 지방이 들러붙지 않는다. 그런데 유감스럽게도 많은 현대인은 항상성을 유지하기 보다는 무너뜨리며 살고 있다.

항상성을 잘 유지하고 있는 것은 자연계에 있는 야생동물들이다. 자연계에는 인간처럼 살찐 동물들이 없다. 그들은 쓸데없이 지방을 축적하거나 체중을 늘렸다가는 목숨이 위태로워진다. 항상성을 유지하는 것이 이들에게는 곧, 생존력을 더 높이는 일이다.

🔔 항상성이 무너지면 살이 쉽게 찐다

그렇다면 항상성이 무너진 사람이란 어떤 사람일까? 가장 알기 쉬운 상태가 차가운 몸이다. 현대 여성 중에는 어깨결림, 두통, 현기증, 손발저림, 생리통 등 냉한 체질 때문에 생기는 여러 가지 증상으로 고민하는 사람이 많다.

원래 항상성이 제대로 유지되면 사람의 체온은 36.5℃ 전후다. 그런데 최근에는 35℃ 대로, 정상보다 체온이 1도 가량 낮은 사람이 늘고 있다. 체온이 낮으면 혈액이 잘 순환하지 않고 신진대사 활동이 저하되고 만다. 그렇게 되면 열을 내서 지방을 연소시키는 데에도 시간이 걸린다. 당연히 살이 잘 빠지지 않고 살찌기 쉬운 몸이 되어 버린다.

체온은 어디까지나 하나의 예에 불과하다. 항상성이 무너지면 소화나 배설기능이 저하되기 때문에 변비가 생기기도 한다. 말하자면 현대인에게 많이 나타나는 트러블이나 건강에 대한 대부분의 고민이 '항상성'에 원인이 있다고 해도 지나친 말은 아니다.

항상성이 제대로 기능하고 원기가 충만한 건강한 상태라면, 여분의 지방이 축적되지 않고 불필요한 노폐물이나 지방이 몸 밖으로 원활히 배출된다. 즉 항상성이 제대로 작용하도록 하는 것이 살찌지 않는 몸을 만들기 위한 기초가 된다. 단기간 체중 감량을 목적으로 한 다이어트 방법들은 대부분 항상성을 무너뜨리기 쉽다.

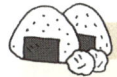 ※남※녀를 위한 **건강지식**

칼로리가 같더라도 몸을 차게 하는 식품과 따뜻하게 하는 식품이 있다.

몸을 차게 하는 식품	우유, 맥주, 녹차, 백설탕, 대두, 식초, 바나나·파인애플·귤·레몬·멜론 등 남쪽 과일.
몸을 따뜻하게 하는 식품	치즈, 레드와인, 메밀국수, 홍차, 생강, 계피, 고추, 양파, 마늘, 뿌리채소, 해조류, 소금, 된장, 간장, 붉은 살 육류, 사과·버찌·건자두 등 북쪽 과일.

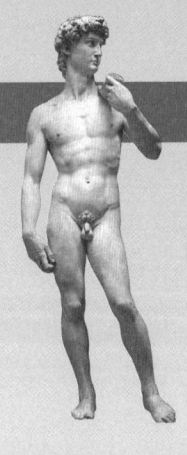

항상성의 역할

① **온 몸에 피를 돌게 한다** · · 혈액은 영양을 운반한다. 혈압이 일정하게 유지되고 피가 잘 돌게 되면 몸속 각 기관이나 세포의 활동도 원활해지고 쉽게 피로해지지 않는 건강한 몸을 만들 수 있다.

항상성은 혈액을 잘 돌게 하고, 먹은 것을 확실하게 소화하고 배설하게 한다. 또한 피부의 대사와 재생에도 중요한 역할을 한다.

② **체온을 일정하게 유지한다** · · 열의 생성과 발산을 조절해 바깥 기온에 관계없이 체온을 36.5℃ 전후로 유지한다.

③ **면역력을 높인다** · · 피부나 점막은 바이러스나 세균 등이 체내에 침입하지 않도록 방어를 한다. '상처가 낫는다', '상한 음식을 먹으면 토한다', '재채기가 난다' 등이 항상성이 작용한 결과다.

또 항상성은 면역시스템을 발동해서 병을 예방하고 자연치유가 되도록 한다.

④ **체내의 물질을 용도에 맞게 변화시킨다** · · 섭취한 당을 에너지로 쓰거나 남은 것을 지방으로 축적하게 한다. 반대로 지방을 당으로 바꿔서 쓰는데에도 관여한다. 항상성은 체내의 물질을 계속 변화시켜서 몸의 각 곳에서 이른바 기초대사가 확실하게 이루어지도록 한다.

⑤ **노폐물을 배출한다** · · 몸속에 노폐물이 쌓이면 소변이나 대변, 땀 형태로 몸 밖으로 신속하게 내보낸다.

항상성이 무너지면 나타나는 현상

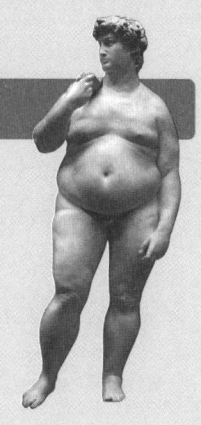

① **쉽게 피곤해진다** ‥ 몸 구석구석까지 영양을 운반하지 못해 내장 기능과 피부의 대사를 저하시켜 비만, 당뇨, 고혈압 등 '생활습관병'에 걸리기 쉽다. 또한 장기나 세포의 영양이 부족해지면서 기초대사가 저하되고, 쉽게 피곤을 느끼게 된다. 물론 노화도 가속화된다!

② **냉한 체질이 된다** ‥ 항상성이 무너지면 체온이 낮아지거나 냉한 체질이 된다. 체온이 낮아져 기초대사율이 떨어지면 지방의 연소를 막아서 비만의 원인이 된다. 심지어 저체온은 각종 부인병이나 발기장애 등 다양한 병의 원인이 된다.

③ **피부가 푸석푸석해지고 생리불순이 생긴다** ‥ 항상성이 무너지면 몸속 수분 균형이 흐트러진다. 그 결과 피부가 푸석푸석해지고 부종이 생기기 쉽다. 심지어 요실금이나 설사, 변비가 나타나기도 한다. 여성은 생리불순이나 불임이 나타날 수도 있다.

④ **내장지방이 쌓인다** ‥ 지방이 어느 한 부분에만 쌓여 내장지방이 생긴다. 또 고혈압, 고지혈증 등 심혈관계 질환을 유발한다.

⑤ **병에 걸리기 쉬워진다** ‥ 면역력이 떨어져 감기나 폐렴 등 바이러스성 질환에 걸리기 쉬워진다. 또 자연치유력이 낮아져 병에 걸리면 잘 낫지 않는다. 꽃가루 알레르기나 아토피 역시 항상성이 흐트러져 생기는 증세다. 내장에 가해지는 부담도 늘어나 체중이 늘어날 뿐만 아니라 건강에 더 큰 문제가 생기길 수도 있다.

⑥ **적게 먹는데도 쉽게 살이 찐다** ‥ 운동을 해도 지방이 연소되지 않고 몸에 쌓이게 된다. 또한 지방을 당으로 바꿀 수 없으므로 늘 당분이 부족하다고 느껴, 단 음식을 탐하게 된다. 그리고 조금씩 먹어도 살찌는 체질이 된다.

🔔 항상성을 유지하기 위해서는 무엇을 먹어야 할까?

떠오르는 아침 해와 더불어 일어나서 햇볕을 듬뿍 쬐고 규칙적인 생활을 한다. 밤에는 푹 자고 수면 시간을 확실하게 확보한다. 스트레스는 쌓아두지 않는다. 아침식사를 하기 전에 적당히 운동을 하고, 규칙적으로 배변을 하고…….

항상성을 유지할 수 있는 최적의 방법이지만, 어디까지나 이상적인 생활 모습이다. 현대생활에서 이런 삶은 현실적으로 불가능하다.

그림의 떡 같은 이런 생활 패턴 말고도 항상성을 유지하는 간단한 방법이 있다. 그것은 '몸에 맞는 식재료'를 '몸에 맞는 방식으로' 먹는 것이다. 몸에 맞는 식재료란 먹은 뒤에도 몸에 부담을 주지 않고, 내장을 편안하게 하는 것이다.

사용하지 않는 재료를 쓸데없이 집어넣으면 소화 공장인 위, 소장, 간장, 췌장, 대장 등의 장기에 부담을 주고 만다. 공장의 어떤 한 부분만 계속 가동하면, 그 부분의 담당자가 과로로 쓰러지고 만다. 말하자면 내장을 극단적으로 피곤하게 만들면, 그것이 항상성의 흐트러짐으로 이어진다.

반대로 처음부터 제품화되어 있어서 소화 공장을 사용할 필요가 없는 것만 먹으면 공장(내장)의 일부만을 사용하게 된다. 공장을 부분적으로만 쓰다 보면 계속해서 멈추어 있던 기계들은 결국 녹이 슬고 만다.

이것도 항상성의 흐트러짐으로 이어진다. 정제된 백설탕이나 흡수되기 쉬운 영양보조제 등의 식품이 소화 공장이 필요 없는 식품이다.

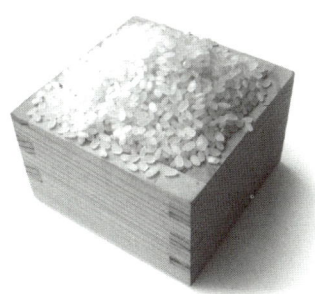

항상성을 유지할 수 있는 가장 좋은 식재료는 바로 '쌀'이다.

몸의 특정한 부분에만 부담을 주지 않는 식재료는 몸 전체를 건강하게 만든다. 그런 기적 같은 식재료가 사실은 아주 가까이에 있다. 도대체 어떤 식재료일까?

우리나라 사람이라면 누구나 알고 있고 누구나 먹어 본 적 있는, 그리고 아주 익숙하고 언제든지 구할 수 있는 식재료. 그렇다, 바로 '쌀'이다. 쌀을 먹는 것은 항상성을 유지할 수 있는 가장 쉬운 방법이다.

당신의 다이어트에 부족한 건 '쌀'이다

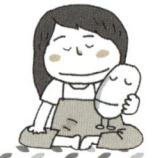

 쌀 섭취가 줄고부터 살이 쪘다

'쌀을 먹을수록 살이 빠진다.'

당신이 그 동안 알고 있던 다이어트 상식을 완전히 뒤엎는 충격적인 주장일 것이다. 탄수화물을 뺀 다이어트를 하고 있는 사람이나 밥을 최대한 줄이고 있는 사람들은 '말도 안 되는 소리'라고 할 것이다. 하지만 항상성을 유지하는 유일한 식재료이자 다이어트에 빠뜨릴 수 없는 것은 분명히 '쌀'이다.

딱 삼일 간 당신이 먹은 음식을 떠올려 보자. 월요일에는 아침 토스트, 점심 돈가스, 저녁 파스타. 화요일에는 아침 우유 한 잔, 점심 우동, 저녁은 된장국과 밥. 수요일에는 아침은 굶고, 점심은 라면, 저녁은 맥주와 튀김. 열이면 일곱 여덟은 삼일 간 총 9끼 중에서 밥은 고작 서너 끼 정도 먹었을 것이다. 주식이 쌀이니 당연히 밥을 많이 먹고 있다고 생각하지만, 실상 우리는 생각보다 밥을 많이 먹고 있지 않다.

벼농사가 가능한 온난습윤한 기후에서는 수입에 의존하지 않아도 쌀이 풍부하다. 특별히 비싸지도 않고 언제나 누구든지 살 수 있다. 하지만 국민 전체의 쌀 소비량은 점점 줄어들고 있다. 1960년과 2007년의 '총공급 열량'이라는 수치를 비교해보면, 쌀 소비가 점점 줄어들고 있는 것이 극명히 보인다.

1960년에는 총공급 열량이 2291인데, 그 중에서 쌀이 차지하는 열량은 1106이었다. 즉 열량의 절반을 쌀이 조달하고 있었다. 2007년에는 총공급 열량이 2551인데, 그 중에서 쌀이 차지하는 열량은 단 597이다. 전체의 약 4분의 1밖에 되지 않는다. 쌀을 대신해서 경이적으로 비율이 늘어난 것은 육류나 유지류, 유제품이다.

'쌀의 나라' 사람이면서 왜 이렇게 쌀과 멀어져 버렸을까? 우리의 몸은 쌀과 멀어짐에 따라 비만이나 생활습관병 등의 문제도 두드러지게 되었다. 말하자면 우리가 살찌기 시작한 것은 쌀을 먹지 않게 되고부터다.

4주 만에 여성은 8.6kg, 남성은 13.6kg 감량

쌀 다이어트의 효과는 육류와 유제품 중심의 식생활을 하던 서양에서 먼저 입증되었다. 미국인들은 현재 BMI가 30 이상인 고도비만자들이 인구 세 명 당 한 명일 정도로 비만 정도가 심각하다. 그로 인해 심장병, 당뇨병, 고혈압, 고지혈증 등 비만과 함께 동반되는 병으로 인한 사망자도 날로 늘어나고 있다.

듀크대 의대는 70년 째 '쌀 다이어트 프로그램'을 운영하고 있다. 4주간 참가자들에게 쌀을 중심으로 한 식단을 제공한 결과, 여성은 평균 체중이 8.6kg, 남성은 13.6kg이 줄었다. 또 1년 뒤에도 전체 참가자의 68%가 빠진 체중을 유지하는 것으로 나타났다.

당신의 다이어트에 정말로 부족했던 것은 단 것을 먹지 않는 인내심도 아니고, 엄격한 식사제한도 아니며, 체지방을 연소시

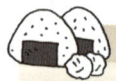 米남米녀를 위한 **건강지식**

BMI란 바디 매스 인덱스(Body Mass Index)의 약자다. 신장과 체중을 알면 쉽게 구할 수 있다.

$$BMI = \frac{체중(kg)}{신장(m) \times 신장(m)}$$

18.5이하	마름
18.5~25	정상
25 이상	비만

예를 들어 신장이 160cm이고 체중이 60kg이라면 '60÷(1.6×1.6)=23'으로, BMI가 23이니 정상 체중이다.

키는 운동은 더더욱 아니다. 그건 바로 '쌀'이다. 지금보다 쌀을 좀 더 많이 먹는다면, 당신은 쉽게 다이어트에 성공할 수 있다.

🍚 배고프지 않고 스트레스도 없는 '쌀 다이어트'

내가 제안하는 다이어트는 남녀노소 누구라도 할 수 있을 만큼 아주 간단하다.

'하루 세 끼를 밥(쌀)을 중심으로 식단을 구성해서 먹도록 하자.'

무리하거나 엄청나게 애를 쓰거나 필사적으로 참을 필요도 없다. 게다가 이 악물고 버티다가 스트레스가 쌓이는 일도 없다. 물론 엄청난 돈이 들어가지도 않는다.

'살이 빠진다'는 건 과연 무엇일까? 단지 체중이 줄어들고, 허리나 다리가 가늘어지고, 체지방률이 낮아지는 것을 살이 빠지는 것이라고 볼 수 있을까? 내가 생각하는 살이 빠진다는 것은, 몸의 기능이 정상으로 돌아와서 쓸데없는 지방이나 노폐물이 몸에 쌓이지 않는 상태를 말한다.

쌀 다이어트의 목표는 먼저 쌀을 제대로 먹어서 건강해지는 것이다. 그러고 나면 자연스럽게 불필요한 것들이 몸 밖으로 배출되어 날씬해진다. 건강한 몸은 곧 항상성이 유지되는 몸이다. 항상성이 유지되면 체온이 올라가고 기초대사도 향상되어 살이 잘 찌지 않는 몸이 된다. 또한 면역력과 자연치유력도 높아져, 감기 따위에 잘 걸리지 않게 된다.

분명 '그렇게 간단한 방법으로 살이 빠질 리가 없다'고 생각하는 사람도 있을 것이다. **하지만 당신이 코웃음 치는 그렇게 간단한 일도, 사실은 제대로 실천하지 못하고 있지 않은가?**

다음 스텝에서는 쌀이 어떻게 살을 빼는지와 구체적인 쌀 다이어트 방법에 관해 이야기할 것이다. 하지만 수십 가지 다이어트 규칙보다도 정말 중요한 것은, 지금 당장 내가 할 수 있는 것부터 시작하는 것이다. 규칙을 한꺼번에 전부 지키려 했다가는 오래 지속할 수 없다. 실행할 수 있는 것부터 시작해서, 그것이 습관이 된 다음에 다음 단계로 나아가면 된다.

나는 여러분이 이 책을 읽고 '이상론'을 추구하기 위해 자신을 혹사시키지 않길 바란다. 오히려 '뭐, 어때', '이 정도라면 할 수 있겠다' 하는 타협점을 찾아내서 오랫동안 지속하기를 바란다. 거기에 다이어트의 성공 비결이 있다.

다이어트에 목숨을 거는 여성뿐만 아니라 본격적으로 체질을 개선하고 싶은 사람, 자신의 몸과 똑바로 마주하고 싶은 사람에게도 쌀 다이어트를 권한다.

풋풋하던 소녀 시절이 이상적인 몸무게의 기준

이상적인 체중과 체형은 무엇을 기준으로 하면 좋을까? 이상적인 몸무게를 가늠하기 위해 키나 몸무게로 산출하는 표준체중이나 BMI 등 다양한 기준이 제시되어 왔다.

내가 제안하고 싶은 기준 중 하나는 '16살' 때의 체형과 체중이다. 사람은 스물한 살부터 예순 살 사이에 살이 찐다. 16살의 몸은 기본적으로 성장이 멈춘 상태다. 또한 이 시기는 신진대사가 가장 왕성한 시기이자 활동량도 많은 시기다. 여성이라면 16살을 전후로 건강하면서도 이상적인 체형이 완성된다(남성은 18살 전후).

단, 16살 때에 섭식장애 등의 병으로 극단적으로 여위었던 사람이나 포동포동한 정도를 넘어서 상당히 뚱뚱했던 사람은 예외다. 어디까지나 심신이 건강한 때를 기준으로 삼자. 초등학생 때의 체중으로 돌아가고 싶은 사람에게는 이 책이 권하는 다이어트 방법은 맞지 않다.

다이어트에 성공하기 위해서는 반드시 목표 체중을 정해야 한다. 목표가 없으면 의지를 굳건히 할 수 없으며, 금방 길을 잃고 표류하기 십상이다. 아주 사소한 한 가지라도 익숙한 것을 버리고 새로운 것으로 바꾸는 일은 힘들다. 오랜 습관은 머리가 아닌 무의식의 지배 아래 있기 때문이다. 포기하려는 나를 곧추세우기 위해서라도 목표는 가능한 구체적으로 세워라. 그리고 왜 살을 빼고 싶은지 이유를 분명히 하자. 단 목표 체중은 누구나 이상적으로 생각하는 몸무게가 아니라, 자신이 경험해본 적절한 수준의 체중이다. 즉 예전 자신의 몸무게 중에서 원하는 몸무게를 정하는 것이 바람직하다.

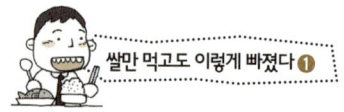
한 달 만에 -3kg 반 년 만에 -10kg, 늘 나른하던 몸이 가뿐

● 47살 / 여성 / 회사원

다이어트란 다이어트는 모두 도전해봤지만 성공한 적이 없었습니다. 하지만 '걸어 다니는 다이어트 백과사전'이라고 할 정도로 다이어트 정보에는 해박했습니다. 텔레비전 건강정보 프로그램과 건강서적을 꼬박꼬박 챙겨보는 편이기도 했고요. 살 빼는 효과가 있다는 식품 이야기가 나올 때는 수첩에 메모 했다가, 바로 다음날 식단에 적용했습니다. 그렇게 두어 번씩 식탁에 오르고 냉장고로 직행하는 재료들이 많아서 늘 냉장고가 꽉 찼지 뭐예요.

또 남편이 요리를 잘하고 즐겨서, 저녁에는 언제나 맛있는 반찬이 식탁에 그득했습니다. 특히 파스타 등 이탈리아 요리에 일가견이 있어서, 일주일에 네다섯 번은 면 요리를 먹었어요.

밥은 반 공기 정도만 먹고 샐러드나 야채 위주의 반찬을 배불리 먹는 게 제 다이어트 전략이었습니다. 하지만 몸무게는 해가 갈수록 늘어나기만 했어요. 그러던 차에 '쌀 다이어트'를 접하게 되었습니다. 그러면서 지금까지 제가 다이어트에 실패한 이유를 알게 되었어요. 줄어든 밥 섭취량만큼 반찬 섭취량이 오히려 늘어난 것이죠. 아무리 야채 위주 반찬이라지만 기름에 볶거나 설탕, 간장 등의 양념이 듬뿍 들어간 반찬을 많이 먹으면서, 살찌는 음식은 '적게' 살 빠지는 음식은 '많이' 먹고 있다고 착각하고 있었던 셈이지요. 쌀 다이어트를 시작하면서 매끼 밥은 한 공기로 늘리고 반찬은 조금씩 줄였어요. 그리고 가능한 하루 세 끼 모두 밥을 먹으려고 노력했습니다. 솔직히 쌀의 다이어트 효과에 대해서는 반신반의했어요. 하지만 정말 다양한 다이어트에 실패했던 터라 눈 딱 감고 믿어보기로 했습니다.

변화는 간식에서부터 왔어요. 끼니마다 만족할 만큼 배가 부르니 군것질이 확실히 줄어들었습니다. 그렇게 한 달 뒤 3kg이 빠졌습니다.

그냥 체중만 줄어든 것만이 아니라, 만성적인 두통과 어깨결림도 싹 사라져서 언제나 나른하던 몸이 아주 가벼워졌습니다. 몸이 가벼워지자 운동하는 것이 힘들지 않게 되고, 매일 아침에 동네를 한 바퀴 산책하는 게 일과가 되었습니다.

석 달쯤 지나자 30여 년을 괴롭혀오던 생리통도 싹 사라졌습니다. 반년이 지난 지금은 이전보다 10kg이 더 빠져서 46kg 전후로 몸무게가 안정되었습니다. 쌀 섭취를 늘리려고 애쓰고 매끼 현미밥을 먹었을 뿐인데, 날씬해졌을 뿐 아니라 건강도 몰라보게 좋아졌습니다.

덩달아 남편도 식습관이 바뀌면서 볼록하던 아랫배가 쏙 들어갔지 뭐예요. 저희 가족 모두가 '쌀'의 놀라운 힘에 매일같이 감탄하고 있습니다.

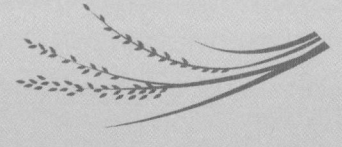

쌀·다·이·어·트

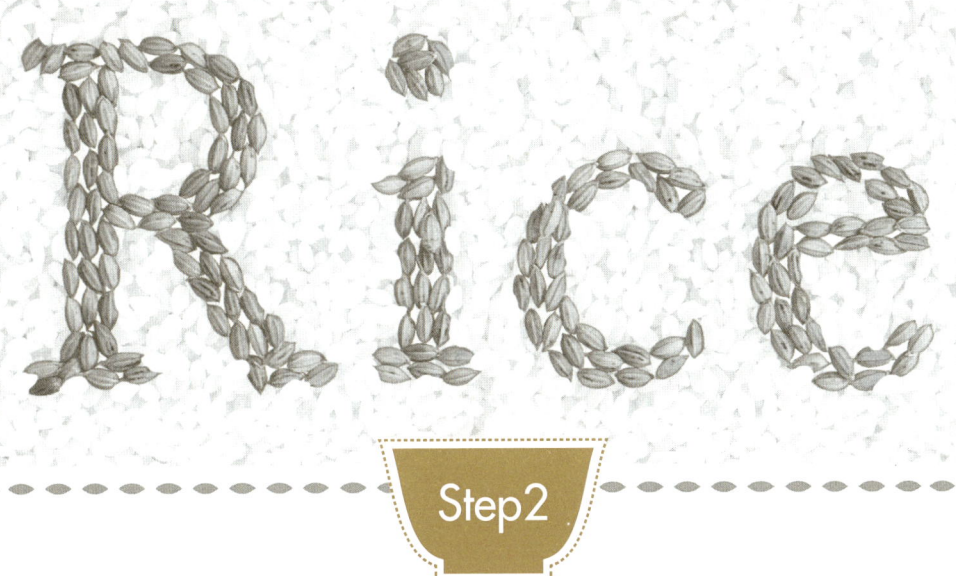

왜, 쌀을 많이 먹으면
살이 빠질까?

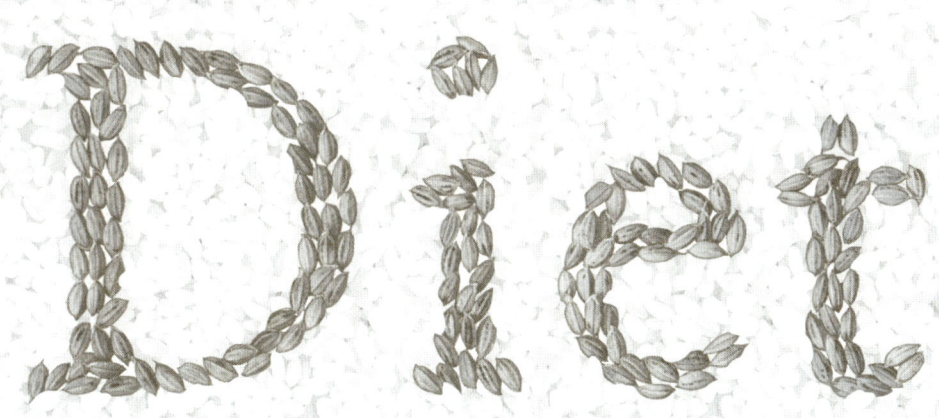

2천 년 이상 먹어온 쌀

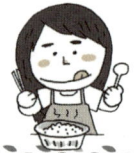

 2천 년 VS 70년

언제부터 쌀을 먹었는지 거슬러 올라가보자. 역사적 기록에 따르면 논에서 벼농사가 시작된 것은 약 2천 년 전인 야요이 시대(기원전 300년 ~서기 300년 전후의 청동기와 초기 철기시대)라고 한다. 최근에는 약 6천 년 전인 조몬 시대(기원전 1만 3천 년~기원전 300년 전후의 신석기시대)부터 이미 쌀이 재배되고 있었을지도 모른다는 설도 제기되고 있다. 즉 우리는 적어도 2천 년 이상 쌀을 먹으면서 살아온 것이다.

쌀을 먹기 전에는 산과 들에 있는 도토리나 밤 따위의 나무열매나 씨앗을 먹었다. 몇 만 년 전의 이야기이다. 이후 인간은 점점 진화했다. 그리고 쌀은 우리에게 곡식을 직접 재배해서 수확하는 법을 가르쳐

췄다.

동양의학에는 음식을 통해 질병의 예방과 치료를 꾀하는 '식양생(食養生)'이라는 사고방식이 있다. '신토불이(身土不二)'도 식양생적 사고방식의 하나로, '몸과 땅(나고 자란 환경)은 떨어질 수 없다'라는 말이다. 즉, 내가 나고 자란 땅에서 얻을 수 있는 식재료를 먹는 것이 몸에 가장 좋다라는 의미다. 거기에 하나 덧붙인다면, 나고 자란 땅에서 얻은 식재료는 항상성을 유지하고 살이 잘 찌지 않는 체질을 만드는 데에도 좋다고 말할 수 있다. 신토불이라는 말대로 우리 몸에는 조상 대대로 먹어온 쌀이나 곡물 중심의 먹을거리에 대한 기억이 새겨져 있다.

그렇다면 소나 돼지 등의 육류와 우유나 치즈 등의 유제품을 먹기 시작한 것은 언제쯤일까? 육류와 유제품을 먹기 시작한 것은 서양의 식문화가 전해진 메이지 시대(19세기 후반~20세기 초반) 쯤 부터다. 일반인들이 일상적으로 먹게 된 것은 이보다 훨씬 후다. 이런 식품을 본격적으로 먹게 된 것은 길어야 60~70년 정도다.

2천 년 이상 먹어온 쌀과 70년 정도 밖에 먹지 않은 육류와 유제품 중 어느 쪽이 우리의 몸에 맞는 식재료일까? 당연히 우리 몸에는 쌀이 가장 잘 맞는다.

단, 오해가 없도록 미리 말해둔다. 쌀 다이어트는 육류와 유제품

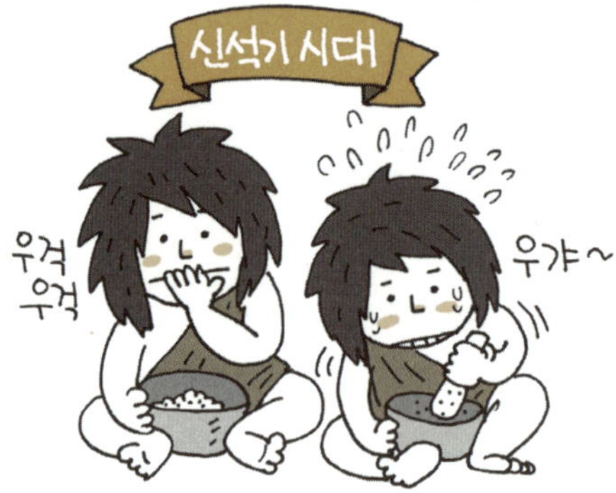

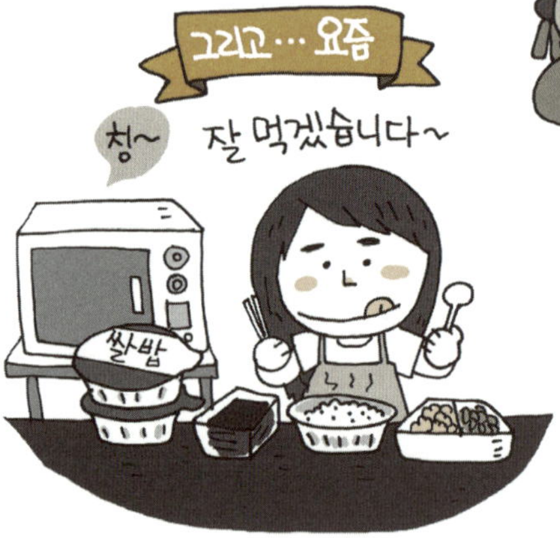

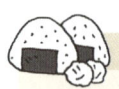

신석기 시대

우걱우걱

우갸~

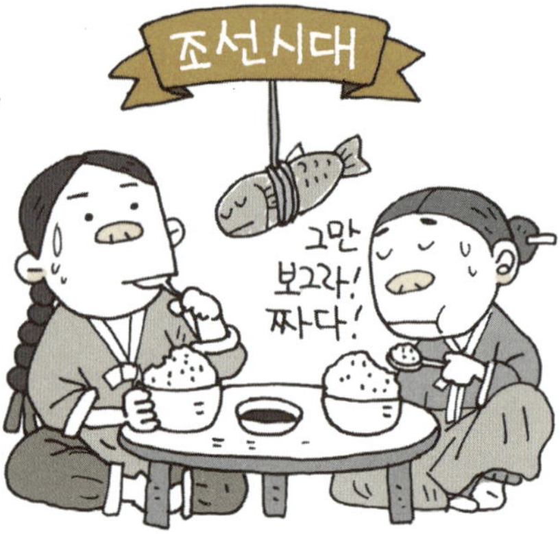

조선시대

그만 보거라! 짜다!

그리고… 요즘

칭~ 잘 먹겠습니다~

쌀밥

우리는 조상 대대로 쌀을 먹어왔고,
그런 우리 몸에는 쌀이 잘 맞는다.

米남米녀를 위한 **건강지식**

한국에서 쌀을 먹기 시작한 것은 약 3천 년 전인 신석기시대로 추정하고 있다. 삼국시대에는 쌀이 밥의 주된 재료로 사용되었고, 통일신라시대부터는 곡식 중에서 제일의 자리를 차지하게 되었다. 조선시대에는 권농정책이 활발하게 추진되어 쌀 생산이 꾸준히 증가했고, 그 결과 쌀이 주식으로 자리 잡게 되었다.

등을 끊고 오로지 쌀만 먹는 게 아니다. 어디까지나 쌀을 중심으로 한 식사를 하자는 것이 쌀 다이어트의 핵심이다.

'무엇을 먹어야 할까?' 고민될 때, 우리의 주식은 쌀이라는 사실을 염두에 두자.

🍚 피지 섬 사람들이 뚱보가 되어버린 까닭

남태평양의 섬나라 피지의 원주민들은 원래 날씬했다. 이들의 주식은 토란과 생선이었다. 섬이 개발되어 관광지화 되자, 잇따라 메이저 패스트푸드 회사들이 들어왔다. 오랫동안 먹어온 음식을 멀리하고 패스트푸드를 즐겨먹기 시작하면서, 지금은 피지 국민의 절반 이상이 뚱보가 되어버렸다.

저지방의 식물성 식품을 주로 섭취하던 사람들이 고지방, 고칼로리 식품인 햄버거를 많이 먹었기 때문에 비만인구가 늘어났다는 주장은 일견 타당하다. 하지만 이들이 칼로리나 지방 때문에만 살이 쪘을까? 그들의 몸에는 조상 대대로 먹어온 토란이 맞았다. 그런데 자신들의 섬에서 구할 수 없는 쇠고기나 밀을 이용한 햄버거를 즐겨먹음으로써 항상성이 무너져, 결국 뚱보가 되어버린 것이다.

만약 이들이 햄버거를 먹는 만큼 토란도 함께 먹었다면 어떻게 되었을까? 그렇게 했다면 항상성이 유지되어 비만에 이르지는 않았을 것이다. 토란은 예부터 장과 위를 보호하는 식품으로 알려져 있다. 특히 토란의 미끈미끈한 점액질인 갈락탄은 혈압과 혈중 콜레스테롤을 낮추고 육류 섭취로 인한 지방흡수를 억제한다. 또 점액질에 들어 있는 뮤신 성분(점액에 끈기를 주는 물질로 위벽을 보호하고 장 속에서 윤활제 역할을 함)은 위궤양을 예방하는데 도움을 준다.

피지 섬의 '토란'처럼 우리가 나고 자란 땅에서 구할 수 있는 가장 대표적인 식품이 바로 '쌀'이다.

식사요법지도사라는 직업상, 나는 살을 빼고 싶다는 사람뿐만 아니라 몸이 건강해지고 싶다는 사람들도 많이 만난다. 똑똑하고 지적인 건강 마니아일수록 야채나 과일 같은 식품의 장점을 잘 알고 있는 만큼, 이런 식품을 적극적으로 섭취하려 한다. 반면 쌀을 먹는 비율은 줄이려는 경향이 있다.

건강도 다이어트도, 답은 딱 하나다. 오랫동안 이 땅에서 살아온 선조들이 먹어온 식품을 먹는 것이다. 즉, 아버지의 아버지 또 그 아버지의 아버지가 먹어 온 '쌀'을 먹는 것이다. 이것이 항상성을 유지하기 위한 단순하고 명쾌한 답이다.

우리 몸에 익숙한
소화효소

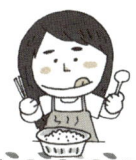

🍚 음식물의 소화와 흡수에 꼭 필요한 소화효소

먹은 것을 소화하고 영양분을 흡수하기 위해 필요한 물질이 있다. 바로 '소화효소'다. 간단히 말하면 소화효소는 먹은 것을 잘게 부수어서 흡수하기 쉬운 형태로 분해하는 역할을 한다.

소화효소는 크게 세 종류가 있다. 탄수화물(당질)을 분해하는 것, 단백질을 분해하는 것, 지방을 분해하는 것. 효소의 종류는 다양하지만, 하나의 효소가 한 가지 작용을 하는 특징이 있다. 즉, 아밀라아제는 탄수화물을 포도당으로, 리파아제는 지방을 지방산으로 분해하는 일만 한다. 그래서 같은 탄수화물이라도 쌀에 든 탄수화물과 밀에 든 탄수화물을 분해하는 효소는 조금씩 다르다.

🔔 조상 대대로 DNA에 각인된 식습관

인간의 유전자는 주어진 환경에 따라 달라진다. 쌀을 먹는 DNA를 갖고 있는 우리 몸은 쌀을 분해하는 일에 익숙하다. 미국 캘리포니아 산타크루즈대의 나다니엘 도미니 교수팀은 쌀을 주식으로 하느냐 안하느냐에 따라 아밀라아제(침 속에 들어 있는 녹말 분해 효소)를 만드는 유전자인 아밀라아제1(AMY1)의 수가 다르다는 사실을 밝혀냈다.

탄수화물 위주로 식사를 한 사람이 저탄수화물 위주로 식사를 한 사람보다 AMY1이 더 많았다. 쌀이 주식인 아시아인은 AMY1 유전자가 6개 이상으로, 생선을 즐겨 먹는 북극의 야쿠트족보다 두 배 더 많다. 그래서 우리는 쌀을 먹어도 소화할 때 내장이 부담을 느끼지 않는다.

한편 아시아인이라도 몽골인 같은 유목민들은 가축의 젖이나 고기를 주식으로 하기 때문에 쌀 등 곡물을 분해하는 능력이 떨어진다. 대신 젖산분해효소가 풍부해서 우유를 잘 소화한다. 북극권에 사는 사람은 바다표범의 고기를 날로 먹는다. 하지만 그들은 조상 대대로 날고기를 먹어왔기 때문에 날고기를 소화하는 효소를 체내에서 생성하는 능력이 있다. 탄수화물 위주의 식사를 해온 우리는 흉내 내려 해도 건강만 해칠 뿐이다.

우리 몸이 진화의 결과라고 봤을 때, 소화하는 내용물에 잘 되는 것과 잘 안 되는 것이 있거나 민족에 따른 차가 생기는 것은 당연한 일이다.

내장을 편안하게 하는 쌀

반대로 우리가 먹는데 익숙하지 않은 고기나 유제품은 어떨까? 소나 돼지 고기를 빈번히 먹게 된 것은 제2차 세계대전 이후일 것이다. 우유나 치즈, 요구르트가 들어온 것도 그 무렵이므로 우리가 유제품을 먹은 역사는 70년가량 되었다고 할 수 있다.

우리 몸은 고기나 유제품에 아직 익숙하지 않다. 그래서 이런 음식을 소화할 때는 내장이 부담을 느낀다. 고기를 먹은 뒤에 속이 더부룩하거나 우유를 먹은 뒤에 설사를 하는 사람은 이 말의 의미를 잘 알 것이다. 아무리 영양이 높아도 몸에 맞지 않는 먹을거리는, 결국 소화할 때 내장을 혹사시켜 오히려 몸을 피폐하게 만들고 만다.

내장에 부담을 준다는 것은 말하자면 소화를 위해 에너지를 지나치게 많이 써버린다는 뜻이다. 원래 에너지는 모든 세포에 고루 분산되어야 한다. 그런데 소화하는데 너무 많은 에너지를 빼앗겨 버리면, 몸 전체의 세포와 장기들이 제대로 활동할 수 없게 된다. 결국 신진대사가 저하되는 최악의 상황을 맞게 된다.

신진대사율이 떨어지면 살이 잘 빠지지 않는 몸이 될 뿐만 아니라, 세포의 노화가 촉진된다. 언제까지나 젊고 날씬하고 아름답게 살아가고 싶은 사람에게 내장에 부담을 주는 음식은 독과 같다.

내장에 부담을 주지 않고 세포를 신나게 하는 식재료. 다이어트, 노화 방지, 건강. 이 모든 것이 가능한 식재료는 우리가 몇 세대나 먹어온 쌀이다.

'영양 우등생' 쌀

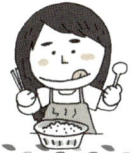

쌀은 그저 속만 든든하게 채워주는 식재료가 아니다. 우리가 주목해야 할 점은 쌀의 영양가다. 쌀은 전분을 중심으로 한 탄수화물(78%)의 함량이 가장 높지만, 단백질이나 지방도 고루 함유하고 있다. 그래서 쌀만 먹어도 3대 영양소를 어느 정도 확실히 섭취할 수 있다.

🧄 성장은 '쑥쑥', 콜레스테롤 수치는 '뚝뚝'

쌀에는 단백질이 6~7% 정도 함유되어 있다. 밀(13.7%)보다는 적지만 질적인 면에서 훨씬 우수하다. 쌀 속 단백질에는 체내에서 합성되지 않아 식품을 통해 섭취해야 하는 필수아미노산이 균형 있게 들어 있다. 특히 혈액의 항체 형성과 소화액 분비를 돕는 라이신의 함량이 높다. 라이신은 생명체의 구성물질로 성장과 발육을 촉진하는 필수아미노산이다. 또 피를 맑게 하고 혈액순환을 원활하게 해 콜레스테롤 수치를 떨어뜨리고 고지혈증을 개선하는 효과가 있다. 쌀에 들어 있는 양질의 단백질은 '아미노산가(amino acid score)'라는 수치로 나타낼 수 있다. 쌀의 아미노산가는 백미가 65, 현미가 68이다 (쇠고기 100). 이것은 쌀이 탄수화물이면서도 우수한 단백질이기도 하다는 증거다. 비유하자면 공부도 잘하고 운동도 잘하는 학생이랄까. 반면 밀가루의 아미노산가는 44다.

지방질은 올레익산, 리놀레익산, 팔미틱산 등이 들어 있다. 이들은 콜레스테롤을 낮춰주고 혈관을 건강하게 하는 불포화지방산이다. 주로 쌀겨층이나 배아에 들어 있다. 현미는 2~3%, 백미는 0.5% 정도 함유하고 있다.

사람의 몸은 참 이상하게도 영양이 부족한 것이 있으면 그것을 갈구하게 된다. 단백질이 부족하면 고기가 먹고 싶어지고, 염분이 부족하면 짠 게 먹고 싶어지는 것처럼 말이다. 그래서 부족한 것을 보충하려고 하다가 과다하게 섭취해 버리는 경향도 있다. 반면 쌀은 영양이 골고루 들어 있어 과식을 유발하지 않는다.

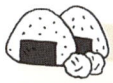 米남米녀를 위한 **건강지식**

아미노산가는 1973년 유엔식량농업기구(FAO)와 세계보건기구(WHO)가 제안한 것으로, 필수아미노산의 이상적인 조성비를 나타낸다. 수치가 100에 가까울수록 영양가가 높다.

밥 한 그릇이면 영양보조제가 필요 없다

쌀에는 미용과 건강에 필수적인 비타민이 풍부하게 함유되어 있다. 특히 탄수화물 대사나 신경 기능을 조절하는 티아민(B1), 발육을 촉진하는 리보플라빈(B2), 단백질 대사와 신경 전달물질을 합성하는 피리독신(B6) 등 비타민 B군이 풍부하게 들어 있다.

비타민 B는 '브레인 비타민', '스트레스 비타민', '피로 비타민' 등으로 불린다. 뇌세포는 포도당만을 에너지원으로 사용한다. 하지만 뇌에는 포도당을 따로 저장하는 공간이 없어서 지속적으로 공급해줘야 한다. 비타민 B는 탄수화물이 포도당으로 분해하는 것을 돕기 때문에 뇌에 에너지를 공급하는데 꼭 필요한 성분이다. 비타민 B가 부족하면 집중력과 학습력이 떨어진다. 스트레스를 많이 받게 되면 비타민 B가 많이 소모된다. 또 비타민 B1이 부족하면 운동을 심하게 하지 않아도 체내에 젖산이 축적되어 피로가 쉽게 찾아온다.

쌀의 영양성분

(기준: 100g)

		현미	백미
열량(kcal)		359	340
탄수화물(g)		76.8	77.5
단백질(g)		7.2	6.5
지방(g)		2.7	0.4
비타민(mg)	비타민 E	1.3	0.2
	비타민 B1	0.54	0.12
	비타민 B2	0.1	0.05
	비타민 B5	1.36	0.66
미네랄(mg)	칼륨	230	88
	칼슘	41	24
	마그네슘	110	23
	인	290	94
	철	2.1	0.4
	아연	1.8	1.4
섬유질(g)		3.0	0.5

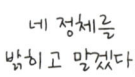

네 정체를
밝히고 말겠다!

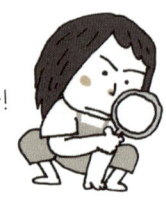

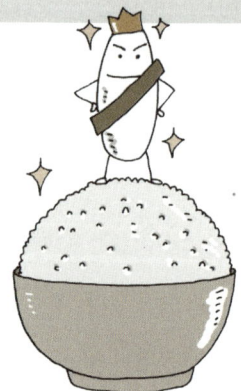

쌀에 함유되어 있는 비타민 B군의 기능

종류	기능	결핍 시 증상
비타민 B1 (티아민)	탄수화물 대사를 돕는 효소 피로물질 축적 방지	피로, 허약, 각기병, 신경통증, 부종, 무력감
비타민 B2 (리보플라빈)	에너지 대사를 돕는 효소 눈의 피로 및 입병 개선	입과 혀의 염증, 눈 장애
비타민 B5 (판토테산칼슘)	항스트레스 피로 해소 및 에너지 대사	피로, 수면장애, 구토
비타민 B6 (피리독신)	단백질 대사 신경 전달물질 합성	두통, 빈혈, 구토, 혀 쓰라림, 우울증

쌀에는 강력한 항산화작용으로 노화방지에 효과가 있는 비타민 E도 풍부하다. 또한 현대인에게 부족하기 쉬운 섬유질이나 칼슘, 아연, 철분, 마그네슘 등의 미네랄도 들어 있다.

쌀만 잘 챙겨 먹어도 우리 몸에 필요한 영양분을 충분히 보충할 수 있다. 종합 비타민이나 미네랄 따위의 합성된 영양보조제를 먹을 바에는, 차라리 밥을 든든하게 챙겨먹는 것을 몸은 더 좋아한다. 쌀과 같은 자연식이 항상성을 유지하는데 더 도움이 되기 때문이다.

포만감을 오래오래~, 비만과 당뇨 NO!

쌀 속에 들어 있는 전분은 몸에 들어가면 섬유질과 비슷한 작용을 하는 저항전분으로 변한다. 저항전분은 녹말 속에 섬유질이 30~90% 정도 들어 있는 영양소로, 포도당으로만 구성된 일반적인 녹말과는 다르다. 녹말은 과도하게 섭취하면 지방이 쌓이고 비만을 일으킨다. 하지만 저항전분은 지방분해 효소인 리파아제를 더 많이 분비시켜 지방의 분해를 촉진한다. 저항전분은 위에서 소장을 거쳐 대장으로 내려오는 속도가 느리다. 그래서 적은 양으로도 포만감을 오래 지속시킨다.

쌀 전분은 밀 전분에 비해 소화 흡수가 느려 급격한 혈당 상승을 방지하여 비만과 고혈압, 당뇨병 예방에 효과적이다. GI지수(혈당지수)가 높은 밀가루 음식은 먹으면 바로 몸에 에너지가 생기는 듯 힘이 나지만, 에너지원인 혈당이 빨리 소모되기 때문에 금방 배가 고파진다. 매 끼니를 이런 음식을 먹으면 혈당이 빨리 떨어져 군것질이 늘고 폭식으로 이어질 수 있다.

반면 쌀은 에너지원인 혈당이 서서히 소모되고 오래 유지되어 다이어트 하는 사람에게 효과적이다. 혈당이 급격히 상승하지 않기 때문에 췌장에서 인슐린이 과도하게 분비되는 것을 막아 당뇨병 예방에도 효과적이다.

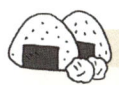 **米남米녀를 위한 건강지식**

GI(Glycemic Index)란 식품 중 탄수화물 50g을 먹었을 때 두 시간 동안 발생하는 혈당 상승률을 숫자로 나타낸 것이다. 혈당이 급격히 올라갈수록 인슐린 분비량이 많아진다. 이렇게 되면 몸에 축적되는 에너지 양이 늘어나 지방조직이 커지게 된다. GI지수가 높을수록 지방분해를 억제하고 공복감을 빨리 느끼게 하기 때문에 비만 유발 위험성이 더 커진다.

장 속을 깨끗하게! 맑게! 자신 있게!

쌀을 주기적으로 섭취하면 대장에서 발효하는 과정에 낙산이 생겨나 대장암발생을 억제하고, 혈중 콜레스테롤을 낮춰준다. 쌀겨에 많은 헤미셀루로스는 비피더스균의 증식을 촉진시켜 장 속을 깨끗이 청소하는 효과가 있다.

쌀에는 섬유질이 밀가루보다 서너 배나 많이 들어 있다. 섬유질은 포만감을 높이며, 구리·아연·철 등의 성분과 결합해 중금속이 인체에 흡수되는 것을 막는다. 또 장 속에 있는 당이나 중성지방을 흡착할 뿐만 아니라 숙변을 몸 밖으로 배출하므로 변비와 다이어트에 효과적이다.

🔔 신진대사 UP! 스트레스 DOWN!

쌀눈에 들어있는 옥타코사놀 성분은 근육 내 글리코겐 저장량을 향상시켜 지구력과 순발력을 높여주며, 신진대사가 활발해지게 한다. 또 운동과 같은 신체활동으로 인한 스트레스 해소를 돕는다.

쌀 탄수화물의 주성분인 저항전분은 뇌에서 신경전달물질인 세로토닌의 분비를 촉진한다. 세로토닌은 기분이나 수면, 식욕 등을 조절하는 호르몬으로 통증이나 아픔을 이겨내는 과정에도 작용한다. 또 대뇌피질의 예민한 기능을 억제해 스트레스와 갈등을 줄이고, 격한 마음을 차분하게 해준다.

🔔 아토피 예방에도 으뜸

성인병, 아토피 피부염, 비만 등 과거에 없던 건강 문제가 생겨나고 있다. 특히 소아 아토피 환자는 10년간 10%가 증가했다. 유전이나 환경오염 등을 탓하지만, 쌀을 멀리하고 식생활이 서구식으로 변한데도 원인이 있다고 본다.

우리가 많이 먹는 쌀, 우유, 돼지고기, 밀가루 등 35가지 식품에 대한 알레르기 반응 검사 결과는 이런 주장을 뒷받침한다. 쌀은 알레르기 반응률이 2.7%로 35가지 식품 중 가장 낮았다. 반면 쌀과 비교했을 때

밀가루(11.8%)가 4배, 유유(29.4%)가 10배 이상 알레르기 반응률이 높았다.

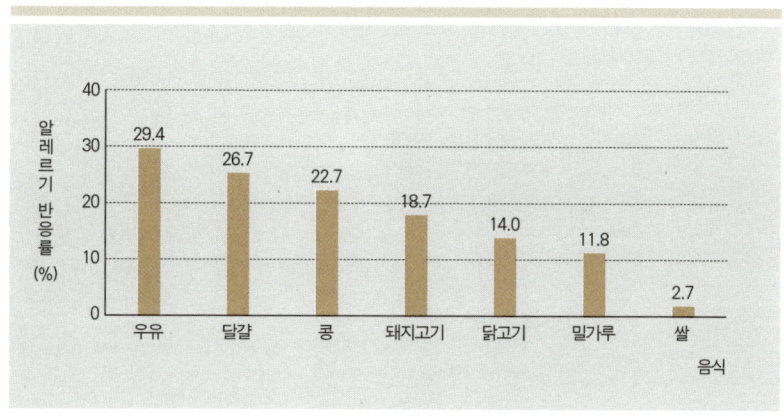

35가지 음식의 알레르기 반응 검사

출처: 〈영양과학〉

쌀은 예로부터 가려움증을 동반하는 만성 피부질환을 고치는 데도 사용되어 왔다. 쌀에는 비타민 B1, B6, E 등 풍부하게 들어 있다. 비타민 B6가 부족하면 피부염, 발진 등이 생길 수 있다. 또 비타민 E는 면역력을 높이고 노화를 막는 작용을 한다.

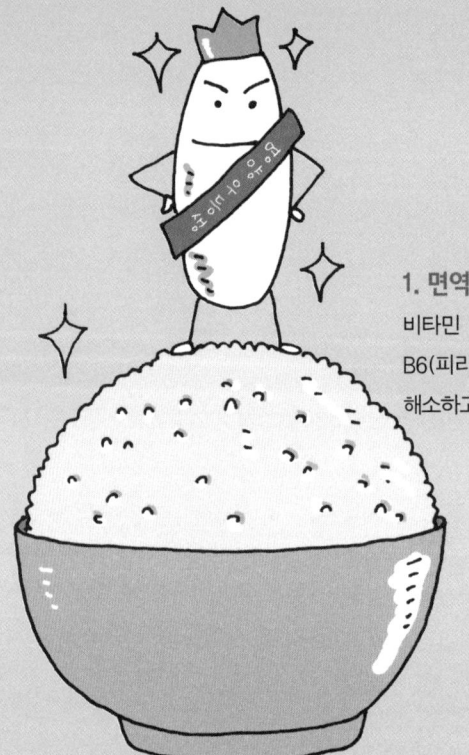

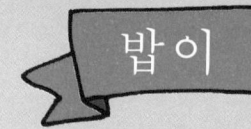
1. 면역력 UP, 집중력 UP

비타민 B2(리보플라빈)는 면역력을 강화시켜주며,
B6(피리독신)는 세로토닌 분비를 늘려 스트레스를
해소하고 기억력과 집중력을 높여준다.

2. 포만감을 오랫동안 유지시켜 성인병 예방

밥은 칼로리 대비 포만감이 높아 쉽게 허
기지지 않으며, 혈당을 서서히 낮춰서 성
인병을 예방한다.

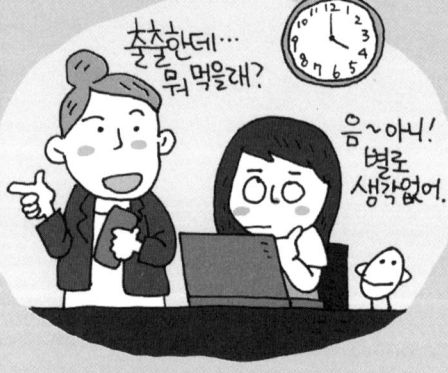

만성피로로 부터 해방!

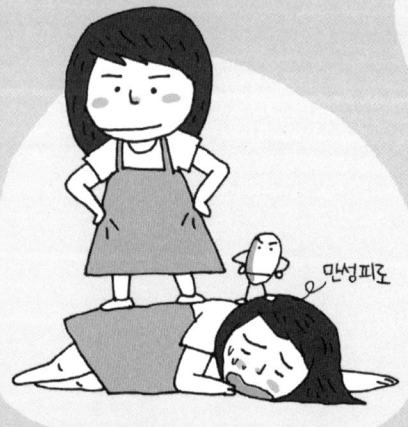

만성피로

3. 피로 안녕~

쌀 속에 풍부한 비타민 B군은 모든 세포의
에너지 대사에 쓰이는 필수영양소다. 부족
하면 만성피로가 온다.

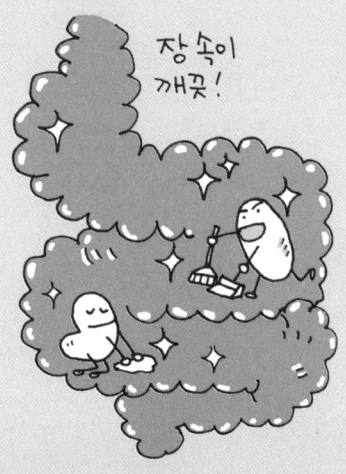

4. 장 속을 깨끗하게! 맑게! 자신 있게!

비피더스균을 증식시켜 장 속을 깨끗하게 청
소한다. 또 풍부한 섬유질은 중성지방을 흡착
하고 숙변을 몸 밖으로 배출한다.

5. 아토피 예방에도 으뜸!

쌀은 알레르기 반응이 거의 없는 식품이다. 또 가려
움증을 동반하는 만성피부질환 치료에 효과가 있다.

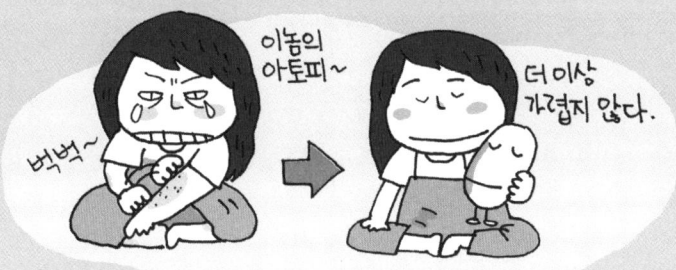

6. 원기충만! 심신안정!

옥타코사놀 성분은 글리코겐 저장
량을 향상시켜 지구력과 순발력을
높여주며, 저항전분은 세로토닌 분
비를 촉진해 스트레스를 줄여준다.

7. 성장은 '쑥쑥', 콜레스테롤 수치는 '뚝뚝'

쌀에 들어있는 필수아미노산인 라이신은 성장과
발육을 촉진하고, 혈액 순환을 원활하게 해 콜레
스테롤 수치를 떨어뜨린다.

'생명'이 응축되어 있는 쌀

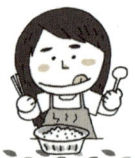

🌾 한 톨에 3천 톨의 생명이 들어 있다

쌀의 훌륭한 점 또 하나는 '생명'이 응축되어 있다는 점이다. 생명이란, 이른바 에너지다. 생명이 있는 식재료는 또 다른 생명을 낳는 힘이 있다.

우리가 자주 먹는 식재료들을 땅에 묻으면 어떻게 될까? 에너지를 만들고 힘의 원천이라고 불리는 고기. 고기를 땅에 묻으면, 유감스럽게도 썩을 뿐이다. 우유나 채소는 또 어떨까? 마찬가지다.

그럼 쌀을 땅에 묻으면 어떻게 될까? 한 톨의 쌀을 심으면 이삭이 맺히고 3천 톨의 쌀을 수확할 수 있다. 연속해서 농사를 짓는다면 그 이상의 쌀을 생산할 수도 있다. 물론 하얗게 정미한 백미는 싹이 트지 않는다. 하지만 쌀 본연에 더 가까운 현미라면 자손을 남기는 에너지를 품고 있다.

고기보다도 인구부양능력이 높다

한정된 농지에 어떤 작물을 재배해야 더 많은 사람들이 먹고 살 수 있을까? 성인 한 명당 하루에 3000kcal가 필요하다고 보고, 작물별로 농지 1헥타르 당 인구부양능력을 계산해보았다.

농지 1헥타르에 고구마를 재배하면 25.1명이 1년간 먹을 수 있다. 벼를 재배하면 20.4명, 밀 16.4명, 감자 13.7명, 옥수수는 13명, 사과는 8.6명, 배추는 7명 순이다. 이 밖에 옥수수 등 사료 작물을 재배해 가축을 키우면 어떨까? 돼지는 1.2명, 소는 0.3명밖에 부양할 수 없다.

아시아가 다른 지역보다 인구밀도가 높은 이유는 주식이 쌀이기 때문이다. 벼는 아열대 작물로 동남아에서 주로 생산된다. 반면 밀과 보리는 서늘한 기후에서 잘 자라 유럽과 남미에서 재배된다. 밀보다 인구부양능력이 단연 높은 쌀 재배 지역에 자리한 중국, 인도, 일본, 태국, 인도네시아, 베트남 등의 국가가 인구가 많은 것은 결코 우연이 아니다.

우리는 왜 음식을 먹는가? 단순히 생존에 필요한 영양을 섭취하기 위해서 먹을까? 아니다, 생존과 건강 두 마리 토끼를 잡고자 그토록 먹을거리에 신경을 쓰는 것이다. 현대사회에 쌀처럼 강한 '생명 연쇄력'을 가진 식재료는 별로 없다. 나무열매에도 생명이 응축되어 있다. 하지만 나무열매로만 배를 채우는 것은 영양과 에너지 섭취 면에서도 효율성이 한참 떨어진다.

쌀을 먹는 것은 곧, 생명을 먹는 것이다. 응축된 생명을 섭취하기 위해서는 가급적 가공하지 않은 거친 상태 그대로를 먹는 것이 좋다. 또 한 톨 한 톨을 확실하게 먹어야, 쌀에 잠재된 경이로운 힘을 온전히 흡수할 수 있다.

사람의 어금니가 많은 것은 쌀 때문이다

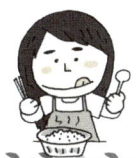

🍚 먹을 것에 적합하도록 진화한 치아

이번에는 약간 생물학적인 이야기를 해보자. 만약 당신이 애완동물로 개나 고양이를 키우고 있다면, 이빨을 한 번 들여다보자. 치아의 형태나 개수 모두 사람의 것과 분명한 차이가 있다는 사실을 알 수 있을 것이다.

사람의 치아는 전부 32개다. 위아래 사랑니 네 개를 빼도 28개다. 치아는 크게 세 종류로 나눌 수 있고, 모양에 따라 각각 다른 역할을 하고 있다.

- 어금니 : 곡물을 으깨기 위한 치아
- 앞니 : 풀을 뜯기 위한 치아

- 송곳니 : 고기를 물어뜯기 위한 치아

개나 고양이 등 육식동물은 송곳니가 발달해 있다. 아래턱은 위아래로밖에 움직이지 않아서 이빨과 이빨이 부딪치는 면이 별로 없다. 고기를 물어뜯기에 적합한 구조다.

반면에 소나 말 등의 초식동물은 평평한 어금니가 빈틈없이 나 있다. 또 아래턱이 상하좌우로 유연하게 움직일 수 있기 때문에 풀을 으깨기에 적합하다. 초식동물은 먹는 풀의 종류에 따라 앞니의 발달 정도나 개수가 다르다. 기본적으로는 앞니로 풀을 뜯어서 어금니로 으깨 먹는다.

🔔 치아 개수가 의미하는 올바른 식사 내용

말하자면 생물의 치아는 각각 먹는 것에 적합한 형태로 되어 있다. 그럼 잡식인 사람의 이는 어떨까?

사람의 어금니는 한가운데가 움푹 패여 있다. 이것은 낱알이 달아나지 못하게 하기 위한 구조로, 곡물을 먹는 데에 가장 적합한 형태다. 또한 아래턱은 전후좌우로 움직일 수 있기 때문에 낱알을 으깨서 먹을 수도 있다.

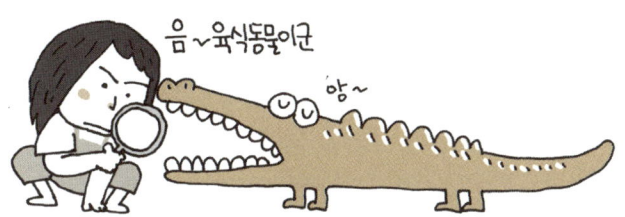

음~육식동물이군

앙~

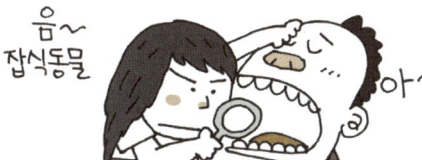

음~
잡식동물

아~

앞니

송곳니

어금니

사람의 이는 위아래 합쳐
앞니가 8개, 송곳니가 4개,
어금니가 20개다.

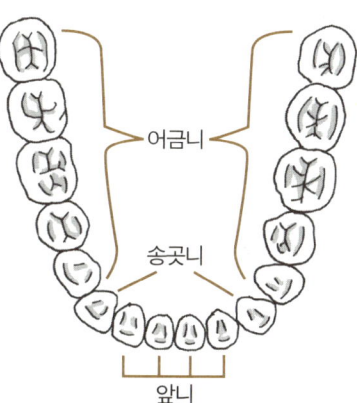

어금니

송곳니

앞니

특히 주목해야 할 것은 이의 개수다. 사람은 어금니가 20개, 앞니가 8개, 송곳니가 4개씩 있다. 고기, 생선, 곡물을 두루 먹는 잡식동물이므로 다양한 먹을거리에 적합한 이를 갖고 있을 테지만, 아무리 그래도 어금니 개수가 너무 많다고 생각되지 않는가? **어금니, 앞니, 송곳니의 비율은 인간에게 적합한 먹을거리의 비율을 의미한다. 그래서 식사의 절반 이상을 곡물로 섭취하는 게 가장 적절하다.**

어금니 20 : 앞니 8 : 송곳니 4 = 곡물 5 : 야채 2 : 고기(생선) 1

만약 육식동물인 사자에게 고기를 주지 않고 야채만 먹인다면 어떻게 될까? 초식동물인 소에게 고기를 먹인다면 어떻게 될까? 건강을 해치게 되는 것은 불을 보듯 뻔하다. 사람도 마찬가지다. 원래는 곡물(쌀, 보리, 콩, 옥수수 등 낱알이 많이 달리는 것)을 절반 이상 섭취해야 하는데 야채나 고기만 먹으면 몸 본래의 기능이 흐트러지고 만다. 결국 항상성이 무너져서 건강을 해치게 된다.

거울로 당신의 이를 자세히 들여다보자. 곡물을 주식으로 하는 동물이라는 증거가 당신 입 안에 있다. 이제 밥을 줄이는 저탄수화물 다이어트가 우리 몸에 얼마나 안 맞는 것인지 알았는가?

밥과 어울리는 반찬은
저칼로리 건강식

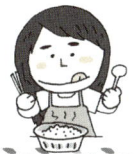

🥄 밥을 먹으면 건강한 식단이 따라 온다

밥은 단독으로 한 끼 식사가 되지 못한다. 고기, 생선, 채소 등 다양한 반찬과 골고루 어우러질 때야 균형 잡힌 한 끼 식사가 된다.

그렇다면 밥과 어울리는 반찬에는 무엇이 있나? 밥은 맛과 향이 강하지 않아 어떤 재료와 만나도 조화롭게 어울린다. 김치나 나물 등의 채소류와 된장국, 장아찌, 젓갈 등 숙성과정을 거친 발효식품이나 두부 등 명백한 건강식이 떠오른다. 밥을 먹으면 필연적으로 건강에 좋고 균형 잡힌 반찬이 멋지게 따라붙는다.

미국은 하루에 다섯 가지 색깔의 과일과 채소를 먹자는 '파이브 어 데이(Five a Day)' 운동을 한다. 밥과 어울리는 반찬으로 차린 한 상에는 이미 녹황색 채소들이 충분히 들어 있기 때문에 이런 캠페인이 필요 없다. 또 조리할 때 기름을 적게 사용하고 쌀을 주식으로, 육류를 부식으로 하기 때문에 저지방식이다. 된장이나 절임 음식 등 발효식품은 몸에 좋은 유산균을 많이 함유하고 있어 콜레스테롤을 낮추고 비만 예방에도 효과적이다(195쪽 '밥에 발효식품을 더하면 완전무결!' 참조).

빵이나 파스타가 유혹하는 '살이 빠지지 않는' 소용돌이

그럼, 빵에 어울리는 것은 무엇인가? 어울린다기보다는 퍼석퍼석한 빵의 식감을 부드럽게 하기 위해 버터나 잼을 찾게 된다. 그리고 우유나 치즈 등의 유제품과도 궁합이 맞는다. 파스타에 어울리는 것은 무엇인가? 무엇보다도 올리브 오일 등의 기름이다. 토마토소스에 버무린다 해도 많은 기름이 필요하다.

밀가루는 쌀보다 지방 함량과 칼로리 모두 높다. 그런데 여기에 더해 버터, 설탕, 크림, 염분 등. 다이어트의 적이라고 할 수 있는 것들을 섭취하게 한다.

생크림이나 초콜릿, 설탕에 절인 과일 등이 듬뿍 장식된 케이크나 기름에 튀긴 후 설탕이나 초콜릿 등으로 코팅한 도넛 등 빵에는 살찌기 딱 좋은 재료들이 듬뿍 들어 있다. 게다가 보존료 등의 첨가물도 많이 들어 있다. 말랑말랑 식감이 부드러운 하얀 빵은 실컷 먹어도 포만감이 잘 느껴지지 않는다. 그래서 햄이나 소시지 등을 넣거나 설탕이나 초콜릿, 버터를 듬뿍 집어넣는다.

빵은 어울리는 식재료가 모두 살찌는 것과 직결된다. 심지어 그런 재료를 넣지 않으면 맛도 없다. 이 정도면 '밀 문화=뚱보 촉진문화'라고 말해도 좋지 않을까?

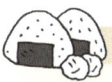 米남米녀를 위한 **건강지식**

거리 곳곳에 커피 전문점이 일상화된 요즘, 다양한 커피를 즐기는 사람들이 많아졌다. 하루에도 몇 잔씩 마시는 커피의 칼로리는 얼마나 될까?

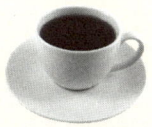

아메리카노	5kcal	카푸치노	150kcal
카페라떼	175kcal	카페모카	400kcal
캐러멜 마끼아또	320kcal	모카 캐러멜 라떼	410kcal
화이트 초콜릿 모카	510kcal	그린티라떼	213kcal

매 끼 밥만 배불리 먹으면
간식이 필요 없다

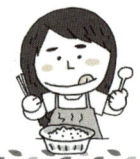

출출하다고 느낄 틈을 주지마라

다이어트의 적은 배가 '출출한' 상태다. 식사를 하자니 그렇게 많이 배고픈 건 아니고, 그냥 넘기자니 괴롭다. 식사와 식사 시간 사이의 출출함을 해소하기 위해 간식이나 야식을 먹는 사람들이 많다. 그런데 종종 주객이 전도되기도 한다.

허기만 가시게 할 생각으로 먹은 음식들이 한 끼 식사의 칼로리를 앞지르거나, 지나치게 배부르게 만들어 다음 식사를 방해한다. 과자, 케이크, 도넛, 초콜릿, 치킨, 과일주스, 아이스크림 등. 우리가 사랑하는 간식 메뉴들은 대부분 설탕, 버터, 기름, 염분 등 살찌는 재료가 듬뿍 들어 있어 다이어트에 치명적이다. 또 늦은 밤 야식은 소화기관에 부

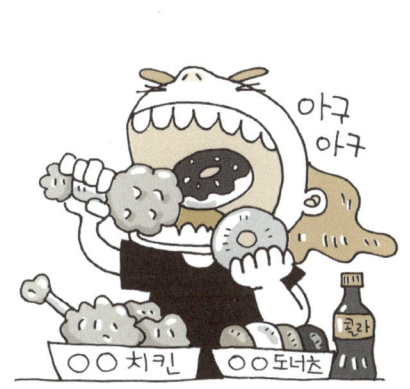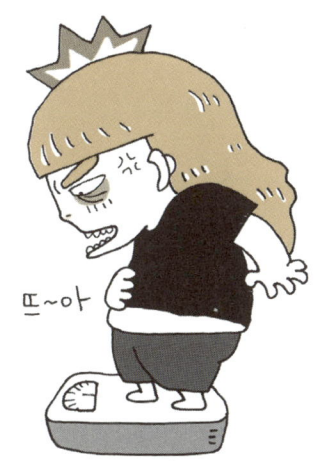

간단히 허기를 가시고자 먹은 야식이나 간식은 곧 체중 증가로 이어진다.

담을 줘서 고스란히 살이 된다.

간식의 유혹을 뿌리치고 출출한 상태를 꾹 참아냈다면 안심해도 좋을까? 이번에는 과식과 폭식의 지뢰밭이 있다. 허기를 꾹꾹 눌러 참으면 바로 이어지는 끼니에 폭식을 할 가능성이 높아진다.

간식이나 야식을 끊으려면 근본적으로 식사와 식사 사이에 찾아오는 출출함을 없애야 한다. 방법은 매끼 식사로 확실하게 포만감을 얻는 것이다. 식사할 때에 속이 든든하고 배가 쉽게 꺼지지 않는 것을 먹으면 출출함을 느낄 틈이 없다. 이 점에서 가장 뛰어난 식재료가 쌀이다.

뚝배기처럼 천천히 끓어올라 오래 지속되는 포만감

쌀은 소화에서 흡수되기까지 시간이 오래 걸린다. 섬유질이 많아 장에 있는 노폐물을 흡수해서 덩어리를 이루며 천천히 이동한다. 그리고 장에서 서서히 흡수돼 공복감을 덜 느끼게 한다. 또 혈당이 서서히 올라가기 때문에 포만중추를 확실하게 자극해준다. 그래서 밥을 먹으면 배가 든든하다.

점심식사로 우동을 먹었을 때와 밥을 먹었을 때를 비교해보자. 우동은 일시적으로 혈당을 확 올려서 금방 배불리 잘 먹었다는 느낌을 주지만, 2~3시간만 지나면 다시 배고파진다. 면, 빵 등의 음식은 분쇄된 밀가루로 만들어서 소화흡수 속도가 빠르기 때문에 든든함이 오래 유지되지 않는다. 그 결과 밥을 먹는다면 먹을 필요가 없는 과자나 주스 등 군것질거리에 손을 뻗게 된다.

또한 소화흡수 속도가 느린 밥은 혈당이 원만하게 상승하기 때문에 췌장 등 내장에 부담을 주지 않는다. 급격한 변화는 항상성을 무너뜨릴 뿐이다. 쌀은 항상성을 유지하면서 에너지의 사용효율이 높아서 여분의 지방을 축적하지 않는다.

매 끼니는 충분히 배불리 먹자. 단, 천천히 배가 불러서 다시 천천히 배가 꺼지는 음식을 먹자. 그래야 참기 힘든 공복감을 느끼지 않는다. 이 이야기는 몸매에 신경을 쓰는 여성뿐만 아니라, 불룩 튀어나온 배 때문에 고민인 남성에게도 해당된다. 하루에 입에 넣는 것 중 절반 이상이 밥이라면 과식이나 비만, 대사증후군(비만, 고혈압, 고지혈증 등이 한꺼번에 나타나는 질환)을 충분히 막을 수 있다.

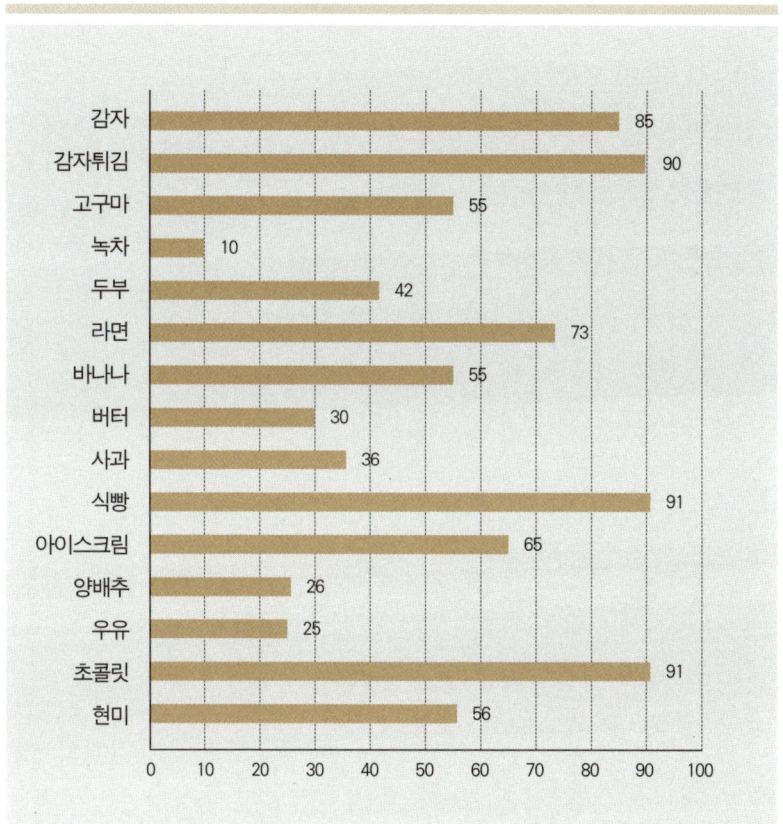

식품별 GI지수(혈당지수) (기준: 50g)

식품	GI지수
감자	85
감자튀김	90
고구마	55
녹차	10
두부	42
라면	73
바나나	55
버터	30
사과	36
식빵	91
아이스크림	65
양배추	26
우유	25
초콜릿	91
현미	56

쌀은 살 빠지는 뇌를 만드는 최적의 식재료

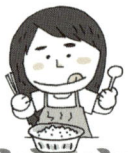

 ## 천천히 그리고 칼로리를 소모하면서 소화

뇌는 무게가 체중의 약 2%정도에 불과하지만, 하루 동안 소모하는 에너지의 20% 이상을 사용한다. 이런 뇌가 에너지원으로 사용하는 것은 오로지 포도당, 즉 탄수화물뿐이다.

탄수화물은 당 분자의 개수에 따라 단당류, 이당류, 다당류로 나눌 수 있다. 포도당은 분자가 하나인 단당류로, 당의 가장 작은 형태다. 초콜릿이나 사탕에 함유된 당은 단당류가 두 개 결합한 이당류다. 쌀이나 밀 등의 곡물은 단당류와 이당류가 결합되어 있는 다당류다.

동일한 칼로리의 탄수화물 식품이라도 실제 체내에 들어왔을 때 소화와 분해에 걸리는 시간은 다르다. 분자가 많을수록, 복잡하게 연결되어 있을수록 분해하는데 오래 걸린다.

쌀은 여러 개의 당이 복잡하게 얽혀있는 다당류로, 복합탄수화물이라고도 한다. 복합탄수화물은 우리가 씹고 삼키는 과정에서도 칼로리를 소모하게 한다. 소화기관에 들어가면 효소가 작용해서 당의 연결고리를 끊는 과정이 반복적으로 이루어진다. 그래서 소화에 걸리는 시간이 길어지고, 이 과정에서 또 칼로리가 소모된다.

반면 설탕은 한 번만 쪼개면 포도당이 되는 이당류로, 단순탄수화물이라고도 한다. 흡수 속도가 빠른 단순탄수화물을 섭취하면 혈당이 급격하게 올라간다. 피곤해지면 초콜릿이나 사탕처럼 단 것이 먹고 싶어진다. 이는 우리 몸의 자기방어 본능이다. 본능적으로 분해하는데 에너지 소모를 하지 않아도 되는 분자 구조가 단순한 당을 몸이 먼저 찾는 것이다.

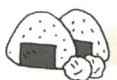 米남米녀를 위한 **건강지식**

설탕은 천연 사탕수수에서 추출한 것이다. 하지만 정제하고 표백하는 과정에서 사탕수수의 천연성분이 모두 사라져버린 '단맛을 내는 화학물'에 불과하다. 설탕은 면역세포의 활동력을 저하시킨다. 하루 평균 100g의 설탕을 먹은 사람과 그렇지 않은 사람의 혈액을 체취 해 살펴보니, 설탕을 먹은 사람들의 백혈구 기능이 여섯 배가량 떨어진 것이 확인되었다. 과자뿐만 아니라 아침 대용으로 먹는 시리얼에도 곡물 다음으로 설탕이 많이 들어 있다.

🔔 단맛이 뇌를 게으른 바보로 만든다

설탕이나 초콜릿 등 단순탄수화물을 많이 섭취하면 우리 몸에는 어떤 변화가 생길까?

단순탄수화물을 먹어서 혈당이 급격하게 올라가면, 혈당을 내리기 위해 췌장에서 인슐린이 대량으로 분비된다. 혈당이 급격히 내려가면 다시 허기가 진다. 배가 고픈 것은 아닌데 자꾸 음식을 찾게 되는 '가짜 식욕'이 생기는 것이다. 결국 단순탄수화물은 음식물 섭취를 늘려 살이 찌도록 만든다. 또 인슐린이 분비되면 당이 지방으로 바뀌어 저장된다.

소화하기 쉬운 것만 찾는 '몸의 어리광'을 계속 받아주면, 몸이 점점 게을러진다. 단순탄수화물에 대한 의존성이 높아질수록 점점 더 많은 양을 원하게 된다. 알코올이나 마약에 빠져들듯 단맛에 중독되는 것이다. 결과적으로 뇌나 신경에도 악영향을 미치고, 항상성이 무너져 살이 잘 빠지지 않는 체질이 되고 만다.

몸이 정상적으로 일하기 위해 다양한 명령을 내리는 것이 뇌의 역할이다. 그런데 사령탑이 무엇엔가 중독되어 버리면 제대로 기능할 수 없다. 뇌에 적당한 영양을 공급하고, 두뇌 활동을 활발하게 만들려면 복합탄수화물인 곡물을 확실하게 섭취해야 한다. 특히 뇌의 활동을 돕고, 체내의 당질을 연소시킬 때에 필요한 비타민

B1이 풍부한 쌀은 가장 우수한 식재료라고 말할 수 있다.

살을 빼고 싶은 사람, 스트레스로 자신도 모르게 자꾸 단 것을 찾는 사람은 먼저 쌀을 먹어보기 바란다. 간식으로 먹을 거라면 달콤한 초콜릿이나 사탕 대신에 소금으로 간한 작은 주먹밥이나 가래떡을 먹자. 뇌가 원하는 진정한 단맛은 쌀에 있다.

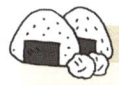 米남米녀를 위한 **건강지식**

무조건 굶는 다이어트도 '가짜 식욕'이 생기는 원인 중 하나다. 몸이 다이어트로 부족한 에너지를 채우려고 먹고 싶은 욕구를 부추긴다. 원래 몸에 저장하고 있던 에너지가 10인데, 다이어트로 먹는 양을 줄여 에너지가 7밖에 충족되지 않았다고 가정해보자. 그럼 몸은 부족한 에너지 3을 채우기 위해 '무언가를 먹어라'라고 계속 명령한다.

쌀 대신 밀은 어때?

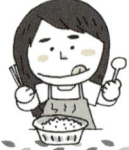

이제 우리 몸에 곡물이 가장 맞는다는 사실을 알았을 것이다. 그렇다면 쌀 대신 밀은 어떨까? 밀 역시 쌀 못지않게 단백질, 비타민, 무기질 등 영양소를 골고루 함유하고 있다. 그리고 빵, 과자, 면 등 훨씬 다양한 형태로 변주할 수도 있다. 그렇다면 밥 대신 빵이나 파스타 등 밀로 만든 음식의 섭취를 늘려도 좋지 않을까?

🔔 벌레는 즉시, 사람은 천천히 죽이는 농약 살포

빵, 과자, 면 제품을 만들기 위해 사용되는 밀은 대부분 수입된 것이다. 곡물은 선박을 통해 수송하는데, 대게 한 달에서 한 달 반 정도가 걸린다. 곡물은 습기에 약해서 수송 중 곰팡이균에 오염되기 쉽다. 곰팡이균이 번식하면 사람이나 동물에게 치명적인 독소가 만들어진다. 그래서 수입 농산물에는 곰팡이와 해충을 퇴치하는 살충제나 항곰팡이제, 보존료 등을 뿌린다. 이렇게 보관과 유통을 위해 수확한 후에 농작물에 살포하는 농약을 '포스트 하베스트(post harvest)'라고 부른다.

포스트 하베스트는 국내에서는 금지되어 있기 때문에 국산 밀이나 쌀에는 쓰지 않는다. 하지만 밀은 자급률이 1% 내외로, 수입 의존도가 무척 높은 곡물이다. 그래서 밀 제품은 대부분은 포스트 하베스트와 무관하지 않다.

벌레를 죽이거나 곰팡이를 막기 위한 약이 사람의 몸에 영향을 미치지 않는다고 잘라 말할 수 있을까? '벌레는 즉시, 사람은 서서히 죽이는' 것이 농약이다. 농약을 듬뿍 사용한 밀은 긴 안목에서 보면 안심할 수 없다.

🧄 도정과 제분 과정에서 영양을 잃다

쌀은 통째로 먹지만 밀은 기본적으로 분쇄하여 가루 형태로 만들어서 사용한다. 정제하고 분쇄한 시점에서부터 산화가 서서히 진행되기 때

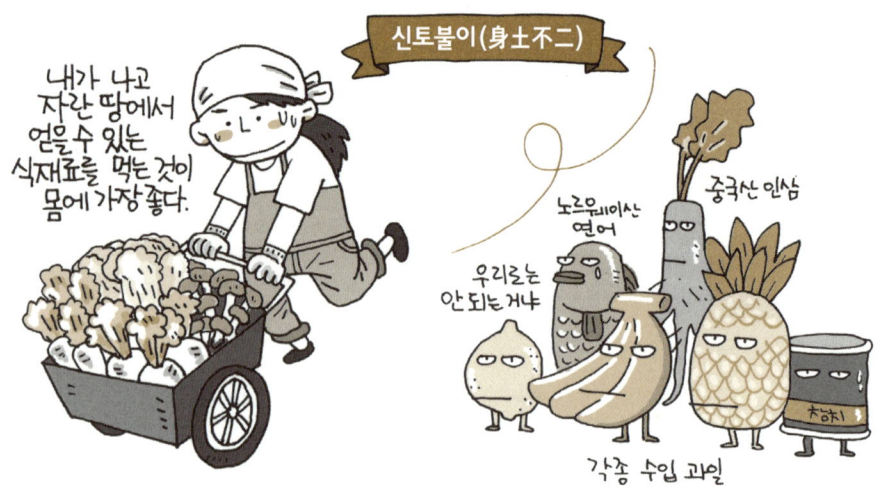

신토불이(身土不二)

내가 나고 자란 땅에서 얻을 수 있는 식재료를 먹는 것이 몸에 가장 좋다.

노르웨이산 연어

중국산 인삼

우리로는 안되는거냐

각종 수입 과일

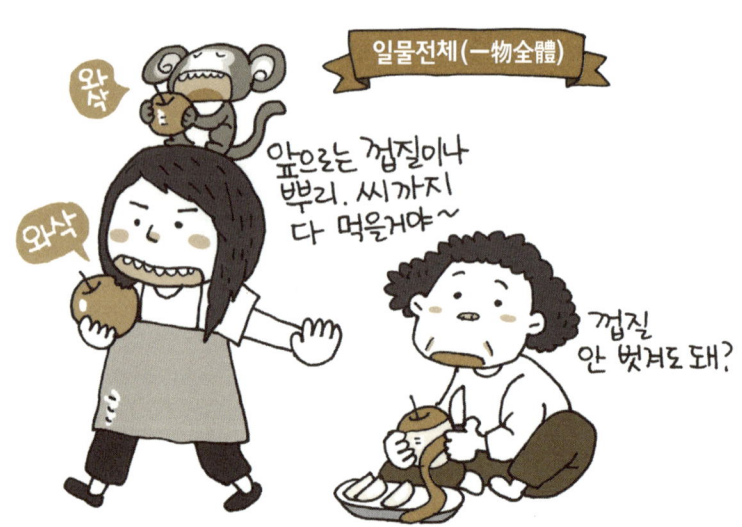

일물전체(一物全體)

왁삭

와삭

앞으로는 껍질이나 뿌리, 씨까지 다 먹을거야~

껍질 안 벗겨도 돼?

문에 신선한 것을 고르기가 힘들다.

동양의학의 식양생에서 강조하는 원칙 두 가지가 '신토불이(身土不二)'와 '일물전체(一物全體)'다. 이중 일물전체는 어떤 음식이든 껍질이나 뿌리, 씨까지 버리지 말고 모두 먹자는 것이다. 식품을 통째로 먹어야 식품 고유의 에너지를 섭취할 수 있기 때문이다. 최근 웰빙 코드와 맞물려 유행하고 있는 '매크로바이오틱 식생활'도 이 두 가지 원칙과 맥락을 같이 한다.

일물전체의 관점에서도 밀은 별로 권할 만하지 않다. 우리가 흔히 보는 하얀 밀가루는 껍질이나 씨눈을 제외한 배유를 가루로 만든 것이다. 밀에 풍부한 단백질, 비타민, 미네랄, 섬유질 등은 도정과 제분 과정에서 사라져 버린다. 그래서 밀과 밀가루는 성분이 같다고 말할 수 없다.

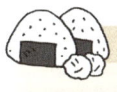 米남米녀를 위한 **건강지식**

배아는 식물 종자의 일부로, 다음 세대의 식물체를 구성하는 성분이 들어 있다. 흔히 '씨눈'이라고 부르며, 발아할 때 여기서 싹이 튼다. 배아에는 단백질, 지방, 비타민, 미네랄 등의 영양소가 다량으로 들어 있다. 쌀에서는 3%, 밀에서는 2%, 옥수수에서는 약 10%를 배아가 차지한다.

🔔 우리가 먹는 밀과 조상들이 먹던 밀은 다르다

밀에는 글루텐이라는 단백질이 들어있다. 그런데 글루텐에 과민반응을 보이는 사람들이 꽤 많다(미국인 10명 중 세 명이 글루텐에 민감성 체질). 글루텐에 민감한 사람이 글루텐을 먹으면 소화기능 장애를 일으킨다.

하지만 밀은 인류가 수천 년 동안 먹어온 안전한 곡물 아닌가? 그럼에도 오랜 세월동안 밀을 먹어온 사람들까지도 밀에 거부반응을 보이는 데는 이유가 있다.

오늘날 우리가 먹고 있는 밀은 조상들이 먹던 밀과 크게 다르다. 100년 전과 비교해 요즘 밀은 글루텐 함량이 두 배 이상 늘어났다. 글루텐이 많이 들어 있으면 쫄깃하고 바삭한 식감이 난다. 사람들은 품종개량을 통해 밀의 글루텐 함량을 계속 높여왔다. 그래서 우리 몸이 밀가루를 낯설어 하는 것이다.

밀, 즉 밀가루는 다이어트에 결코 적합하지 않다.

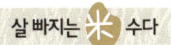

잘 먹으면 날씬해지고
잘 바르면 예뻐지는 쌀

피부를 깨끗하게 유지하는 데에 필요한 것은 무엇인가? 올바른 세안, 피부 타입에 맞는 화장품, 충분한 수면 시간……. 무엇보다도 피부 미용에 가장 중요한 것은 피부 세포에 에너지를 공급하는 일이다.

인간의 몸은 약 60조 개의 세포로 이루어져 있다. 신진대사를 되풀이하는 세포에 에너지가 과하거나 부족하지 않게 보내주는 것은 엄청난 일이다. 그래서 필요한 것이 항상성을 유지하는 것이다. 에너지를 낭비하지 않고 피부라는 말단의 세포에까지 확실하게 영양을 공급해주는 것이 쌀이다.

쌀은 먹기만 하는 것이 아니다. 보습력이 뛰어나 쌀뜨물로 세안을 하면 피부가 하얘지고 촉촉해진다. 곱게 간 현미로 팩을 하면 여드름 때문에 생긴 피부 염증이 가라앉는다. 도정할 때 나오는 쌀겨는 최고급 세안제다. 쌀겨 기름(미강유)은 살균력이 뛰어나고 두

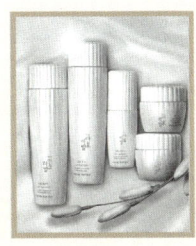

피를 자극해 모발의 생성과 성장을 촉진하기 때문에 샴푸의 원료로 사용되기도 한다. 쌀로 만든 청주는 미용 화장수로도 인기가 높다. 쌀의 영양과 발효 과정에서 생긴 효모가 보습력을 높여 피부를 촉촉하게 해주기 때문이다.

쌀만 잘 이용해도 값비싼 보약이나 화장품이 필요 없다.

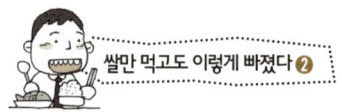

3박 4일에 -1.8kg
반년 뒤에는 -9kg,
임산부처럼 볼록했던 배가 쏙!

● 56살 / 남성 / 회사원

아내와 아이들한테 '출산이 임박한 것 같네요'라고 놀림을 받았을 정도로 복부비만이 심각했습니다. 과거에 운동으로 살을 뺀 경험이 있어서 '운동을 다시 시작하면 바로 살을 뺄 수 있어'라고 자신만만해 했지요. 그런데 헬스, 골프, 등산 다 해봤지만 모두 실패하고 말았습니다. 나이도 있고 '그냥 이대로 살자'라고 포기하려던 찰나, '쌀 다이어트'에 참여했습니다.

맨 먼저 평소 쌀을 얼마나 먹는지부터 체크했습니다. 저는 업무상 저녁 술 약속과 회식이 잦았습니다. 그래서 저녁은 술안주와 술로 때우는 날이 많았지요. 술을 많이 마신 다음날 아침에는 해장을 위해 얼큰한 라면을 즐겨 먹었고요. 따지고 보니 하루 한 끼도 밥을 먹지 않은 날이 너무 많았더군요.

쓰지노 선생님께 사회생활을 하면서도 쉽게 지속할 수 있는 식사방법에 대해 딱 네 가지 조언을 받았습니다. 첫째, 꼭꼭 씹어서 먹는다. 둘째, 밤 10시 이후에는 아무것도 먹지 않고 물만 마신다. 셋째, 점심에는 현미밥을 먹는다. 넷째, 술을 마시기 전에 반드시 밥을 먹는다.

이번이 마지막이다 싶은 생각에 개인적인 술 약속은 아예 만들지 않았습니다. 그리고 업무상 꼭 가야하는 모임은 먼저 식사를 하고, 그 다음에 술을 마시는 코스로 바꾸었습니다. 점심은 동료들과 함께 먹어야하니 현미밥만을 고집할 수는 없고, 어쨌든 밥 중심으로 메뉴를 짰지요.

가장 지키기 어려운 것은 꼭꼭 씹어 먹는 일이었습니다. 평소 밥 먹는 속도가 무척 빨라서 뜨거운 라면 한 그릇을 다 먹는데 채 5분이 걸리지 않았거든요. 밥을 먹어도 국물에 말아서 후루룩 먹는 게 오랜 습관이라 고치기 쉽지 않았습니다. 그래서 제 밥상에서 국물을 없앴습니다. 처음에는 너무 팍팍해서 밥이 잘 넘어가지도 않고 밥맛까지 없어지더군요. 하지만 차츰 익숙해지니까 나물이나 장아찌, 생선구이 등 마른 반찬 만으로도 맛있게 식사할 수 있게 되었습니다. 물론 밥 먹는 속도도 좀 느려졌고요. 혼자 식사할 때는 책을 본다든지 텔레비전을 보면서 천천히 식사하려고 노력했습니다.

이렇게 한지 불과 3박 4일 만에 1.8kg이나 살이 빠져서 깜짝 놀랐습니다. 심지어 적당히 게으름을 피웠음에도 불구하고, 네 가지 규칙만으로 반년 뒤에는 무려 9kg을 감량했습니다. 이제는 불룩하던 배도 거의 다 들어가고, 하루 종일 무기력하던 증세도 없어졌습니다. 밥을 굶거나 운동을 심하게 하는 것이 아니라서 다이어트를 한다는 생각도 없었는데 이렇게 놀라운 변화가 생기다니……. 쌀과 씹기의 힘은 정말 대단한 것 같습니다. 일 년이 지난 지금도 전 '쌀 다이어트'의 네 가지 규칙을 쭉 지키고 있습니다.

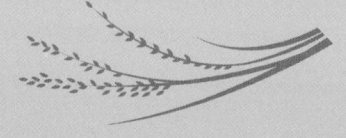

쌀·다·이·어·트

배불리 잘 먹을수록 살이 빠지는
쌀 다이어트

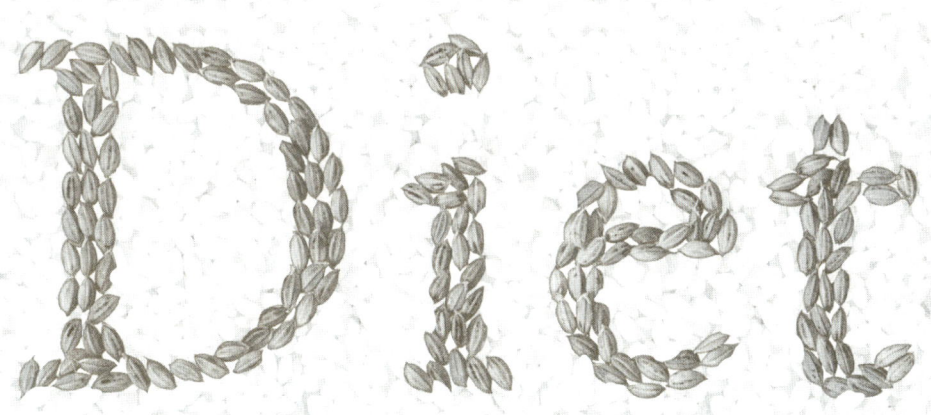

'쌀 : 야채 : 고기'는 '5 : 2 : 1' 비율로!

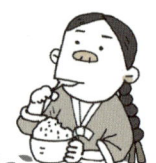

🌰 어금니 개수에서 쌀 섭취 비율을 유추

최근 삼 일간의 식단을 떠올려 봤다면, 실제로 자신이 얼마나 쌀을 적게 먹고 있는지 실감했을 것이다. 자, 그렇다면 쌀은 얼마나 먹으면 좋을까? 이상적인 것은 '쌀 : 야채 : 고기(생선)'가 '5 : 2 : 1'의 비율이다.

"어, 쌀을 이렇게 많이 먹어도 되나?" 하고 놀라는 사람도 있을지 모르겠다. 이 수치의 근거는 두 번째 스텝에서도 이야기한 사람의 어금니 개수다. 곡물을 으깨는 데에 적당한 어금니가 20개, 야채를 자르는 앞니가 8개, 고기를 물어뜯는 송곳니가 4개. 치아 개수 '20 : 8 : 4'에 상당하는 비율이 이상적인 식사를 위한 최고의 밸런스다. 이 비율을 좀 더 단순화하면 '쌀 : 야채 : 고기(생선)'가 '5 : 2 : 1'이 된다.

낙관적인 미식(米食)주의자가 되자

다이어트를 하고 있는 사람은 무조건 쌀(밥)부터 줄이고, 야채나 단백질 식품을 많이 먹으려는 경향이 있다. 그래서 이 비율이 지금까지 당신이 알고 있던 상식을 뒤집는 수치일 수도 있다. 하지만 잊지 말자. 쌀은 우리 몸의 항상성을 유지하는 방향으로 작용하는 가장 뛰어난 식재료다. 적어도 2천 년간 쌀을 주식으로 삼았던 사람들이라면 더욱 그렇다.

이 비율을 지키기 위해 너무 강박감을 느낄 필요는 없다. 간단히 '식사의 절반 이상을 밥으로 한다' 정도로 생각해서, 쌀 섭취를 늘려나가면 된다. 칼로리나 총중량 따위의 세세한 수치는 신경 쓰지 말자. 낮에 고기를 많이 먹었다면 저녁에는 쌀과 야채를 많이 먹겠다고 마음먹는 등 '낙관적인 미식(米食)주의'면 충분하다.

자취하는 사람은 평소보다 밥을 좀 더 많이 짓고, 외식이 잦은 사람은 밥을 먹을 수 있는 식당을 찾으면 된다. 밥은 도시락 가게에도 레스토랑에도 반드시 있으니 실행하기가 그렇게 어렵지 않다.

'쌀을 그렇게 많이 먹으면 살이 찔 텐데……'라고 여전히 의구심이 드는가? 그렇다면 우리가 적어도 2천 년 이상 먹어온 것이 무엇이었는지, 언제부터 비만이 사회문제가 되었는지, 정말 당신이 쌀 때문에 살이 찔 만큼 밥을 그렇게 많이 먹고 있는지 다시 한 번 생각해보자.

쌀 섭취를 늘리는
놀라운 비법

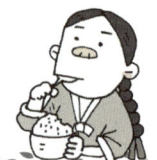

🍚 덮밥을 좋아하면 살이 빠지기 쉽다

많은 다이어트 책은 덮밥이나 비빔밥, 면 등의 일품요리가 아니라 영
양을 균형 있게 섭취할 수 있는 정식을 선택하라고 이야기한다. 하지
만 쌀의 비율을 늘리기 위해서라면, 덮밥은 최고의 메뉴다. 덮밥은 밥
이 절반 이상으로, 재료 중에서 쌀이 차지하는 비율이 가장 높기 때문
이다.

덴동(새우와 고구마, 호박 등의 튀김을 얹은 덮밥), 오야코동(닭고기와 달
걀을 얹은 덮밥), 카레덮밥……. 이 만큼 확실하게 쌀을 먹을 수 있으면
서도 간편한 메뉴가 또 있을까. 그런데 덮밥을 먹으면서 조금만 먹겠
다는 생각에 밥만 남기는 사람을 자주 볼 수 있다. 아주 안타까운 모

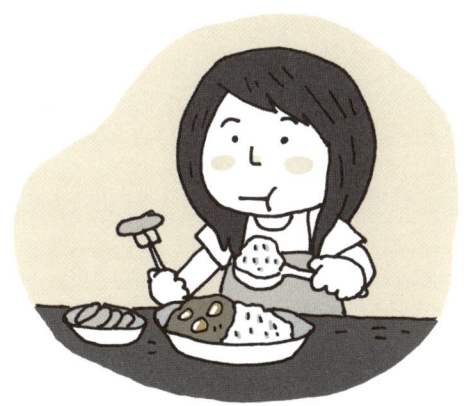

덮밥은 밥의 비율이 높아서 쌀 섭취를 늘리기에 적합한 요리다.

습이다. 덮밥 종류를 먹는다면 위에 얹힌 것은 남기더라도 밥은
완전히 다 먹자. 이것이 살을 빼기 위한 비결이다.

🧄 밥보다는 반찬을 남겨라!

영양 균형을 생각해서 반드시 정식을 고집하는 사람도 있을 것이다.
정식은 고기나 생선 요리에 야채, 된장국, 장아찌 등을 곁들이기 때문
에 아주 균형 잡힌 식사다.

이런 정식에 딱 한 가지 문제가 있다면, 밥의 양(비율)이 부족하다는
점이다. 특히 주문할 때부터 '밥을 적게 주세요'라고 요청하는 여성도

많다. 하지만 이상적인 식사의 최고 비율은 입에 넣는 것의 절반 이상이 쌀이 되는 5 : 2 : 1이다. 이 비율을 생각하면 정식에 딸려 나오는 반찬의 양이나 가짓수에 비해 밥 한 공기는 부족하다.

정식을 먹는다면 밥을 한 공기 추가해서 먹자. '그렇게 많이 못 먹는데……'라고 생각하는 사람은, 우선 본인 몫으로 나온 밥만은 확실하게 비우도록 하자. 그리고 남겨야한다면 밥보다는 반찬을 남기겠다고 마음먹자.

🥟 피자가 먹고 싶을 땐, 밥 한 술 먼저

'질리게 어떻게 만날 밥만 먹고 살아. 가끔은 빵이나 피자, 파스타 같은 것도 먹고 싶은데……' 가끔은 쌀이 들어가지 않은 음식이 너무나 먹고 싶어질 때도 있을 것이다. 쌀을 열심히 먹는 게 아무리 몸에 좋다고 해도, 먹고 싶은 것을 너무 참는 것은 마음의 건강에 좋지 않다.

맛이 없다고 생각하고 먹으면 살이 빠지지 않는다. 마음이 건강해야 몸도 건강해진다. 먹고 싶은 것을 무리하게 참을 필요는 없다. 가끔은 피자나 파스타, 우동, 치킨이나 라면을 먹어도 좋다. 단, 쌀을 먼저 먹는다는 전략을 구사하자.

'밥을 먹고 피자를 먹으면 과식하게 될 텐데……'하고 걱정하는 사람이 있을지도 모르겠다. 하지만 쌀을 함께 먹으면 세 가지 장점이 있다.

먼저 첫 번째는 '항상성의 유지'다. 쌀을 먹어두면 항상성이 유지되며 가끔 과식을 해도 몸이 스스로 조정할 수 있는 힘이 생긴다.

두 번째는 '포만감을 얻는다'는 것이다. 먼저 먹은 쌀이 포만감을 오래 유지시킴으로써, 결과적으로 피자만 잔뜩 먹을 때보다도 더 오랫동안 배부르다고 느끼게 된다.

마지막 세 번째는 '죄책감을 줄인다'는 것이다. 쌀도 함께 먹는다는 작은 단서를 붙임으로써, 피자나 라면, 빵 등 살 찌기 좋은 음식을 편안하게 먹을 수 있다. '피자를 먹으면 살쪄. 하지만 먹고 싶은 걸 어떡해. 딱 한 조각만 먹어야지. 아아, 너무 맛있으니 한 조각만 더 먹을래. 에휴, 이렇게 많이 먹다니. 난 정말 한심해!' 이런 부정적인 생각으로 음식을 먹으면 정신이 건강할 수 없다.

'밥을 먹으면 피자도 맛있게 먹을 수 있다!'라고 긍정적으로 받아들이면 몸도 좋아하고, 소화기관에 가해지는 부담도 가볍게 해결될 것이다. '무슨 일이든 긍정적으로, 식사는 맛있게'가 기본이다.

🍙 3개월 만에 8kg 감량의 비밀은, 주먹밥 점심

섭취하는 것의 절반 이상을 쌀을 먹는다고 하면, 얼핏 너무 과격한 쌀

증량 계획으로 들릴지 모르겠다. 슈이치 씨의 사례를 본다면 이것이 결코 무리한 계획이 아님을 알 수 있다.

'쌀 다이어트 클리닉'을 준비하면서 슈이치(30대) 씨를 만났다. 영업사원인 그는 날마다 넓은 지역을 빠짐없이 돌아다녀야 했기 때문에 점심시간이 거의 없었다. 주로 라면이나 햄버거 등 빨리 그리고 값싸게 먹을 수 있는 음식으로 끼니를 때우거나, 심지어 거르는 날도 많았다. 빠듯한 용돈에 허덕이던 슈이치 씨는 부인에게 점심으로 주먹밥이라도 만들어줬으면 좋겠다고 부탁을 했다. 그때부터 매일같이 점심은 현미주먹밥과 된장국이었다. 궁색하긴 하지만 한편으로는 이동하는 차 안에서 먹을 수도 있고, 점심 값도 아낄 수 있어 꽤 만족스러웠다. 식사시간과 경제사정을 생각한 그 나름의 비책이었다. 그런데 3개월 후에 생각지도 않았던 효과가 나타났다.

무려 8kg이나 살이 빠졌던 것이다. 바뀐 것이라고는 점심 식사의 내용뿐이었다. 처음에는 건강 이상을 의심했으나 검진결과 몸은 아주 멀쩡했다. 갑자기 살이 빠진 이유는 점심에 현미주먹밥을 먹음으로써 쌀의 섭취 비율이 늘어나자, 의도하지 않았는데도 이상적인 식사를 위한 균형(비율)이 맞아떨어졌기 때문이다. 결국 슈이치 씨는 쌀 섭취를 늘림으로써 항상성이 유지되어 자연스럽게 살이 빠지기 쉬운 체질이 된 것이다.

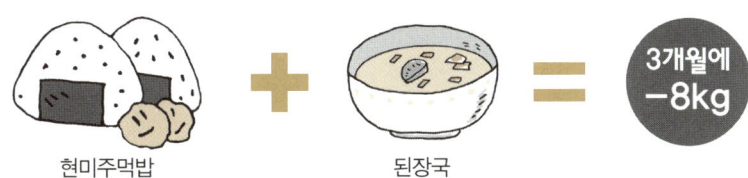

현미주먹밥　　　　　　된장국　　　　　　3개월에 −8kg

반년 후에는 여기서 7kg이 더 빠졌다고 한다. 총 15kg이나 살이 빠지면서 불룩하게 나왔던 배도 쑥 들어가서 날씬해졌다. '주먹밥 점심'으로 슈이치 씨의 몸에 생긴 변화는, 쌀의 놀라운 힘을 잘 보여주고 있다. 한 가지 덧붙이고 싶은 것은 이 이야기를 읽고 '라면이나 빵은 먹으면 안 되는구나'라고 부정적인 생각을 할 필요는 없다. 슈이치 씨는 점심에는 주먹밥만 먹었지만, 저녁에는 라면도 먹었다. 다른 음식을 금지한 것도, 따로 운동을 한 것도 아니다. 그가 살이 빠진 이유는 오로지 쌀의 비율을 늘렸기 때문이다.

🌾 쌀가루로 지루할 틈 없는 식단을

쌀을 먹으려면 꼭 밥을 먹어야할까? 평소 쌀가루를 만들어 놓고 요리에 활용하면 지루할 틈이 없는 맛의 변주가 가능하다. 우리가 섭취하는 밀가루의 10%만 쌀가루로 대체해도 성인병이나 아토피 등의 문제로부터 좀 더 멀어질 수 있다.

밀가루에 들어있는 단백질은 대부분 물에 녹지 않는 글리아딘과 글루텐이다. 반면 쌀에는 글루텐 대신 녹말 성분이 촘촘히 들어 있다. 물을 넣고 가열하면 녹말의 규칙적인 구조가 흩어지면서 그 사이로 물이 들어가 점성이 강해진다. 그래서 쌀떡은 수분 함량이 많아 부드럽고 소화가 잘 된다.

기름흡수율이 밀가루는 50% 쌀가루는 30%로, 쌀가루가 기름을 덜 흡수한다. 그래서 밀가루 대신 쌀가루로 튀김옷을 만들면 훨씬 담백하고 바삭바삭하다.

쌀가루는 시중에서 쉽게 구할 수 있다. 그리고 믹서만 있으면 집에서도 손쉽게 만들 수 있다. 두부나 호박전을 부치거나 생선을 구울 때 쌀가루를 입혀 굽거나, 야채를 볶을 때 넣어도 좋다. 쌀가루를 반죽해 경단이나 피자 도우, 비스킷을 만들 수도 있다. 또 다시마에 쌀가루를 묻혀 튀기면 훌륭한 간식이 된다.

🐚 식사에도 강약조절이 필요하다

옛날 식사는 그야말로 강약이 있었다. 명절이나 행사가 있는 특별한 날에는 고기나 생선 등으로 호화로운 음식을 차려놓고 반찬도 많이 만들었다. 지역에 따라서는 닭을 잡거나 돼지를 한 마리 잡아서 근사하고 푸짐한 식탁을 차렸다. 이런 날의 식사는 '특별식'이라고 부를 수 있다. 며칠 안 되는 이런 특별한 날을 손꼽아 기다리면서, 반대로 보통 날에는 밥과 국, 나물 등으로 차린 소박한 식사를 했다. 이 강약의 리듬이 우리의 몸에 새겨져 있다.

그런데 소득 수준이 높아지면서 특별식에 해당하는 음식을 먹는 외식의 비율이 늘었다. 또한 먹을거리가 풍성해지면서 평범한 날에도 식탁에 오르는 반찬 수가 늘었고, 이렇게 차리는 것이 당연해졌다. 여기서부터 포식의 시대가 시작되었다. 음식을 소중히 여기는 마음은 엷어지고, 꼭꼭 씹어 먹지도 않게 되고, 몸이 원하는 것을 알지 못하게 되고, 식욕이 없어도 무리하게 먹어대고……. 그 결과 생활습관병이 늘어나고 비만으로 고민하는 사람들이 많아졌다.

내가 제안하고 싶은 것은, 먹고 싶은 것을 참는 방법이 아니다. 특별한 날에 먹는 특별식과 보통식을 나누는 방법이다. 파스타나 빵 등 먹고 싶은 것을 먹는 특별한 날을 만들고, 평소에는 쌀을 중심으로 한 조촐한 식사를 하기로 마음먹으면 된다. 일주일 통틀어 결과적으로 쌀의 비율이 늘어나도록 조정한다면, 좋아하는 것을 먹어도 상관없다. 최소한 쌀을 중심으로 한 보통식을 먹는 날이 특별식을 먹는 날보다 두 배 이상 많아지도록 노력해보자.

식사할 때는
맨 처음 밥을 한 술 먹는다

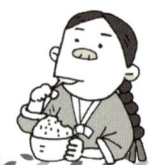

🍚 식사의 시작을 알리는 밥 한 술

쌀을 확실하게 먹을 것! 더 나아가 조언을 하나 덧붙인다면, 타이밍을 지켜 쌀을 먹으라는 것이다. 식사를 할 때 맨 먼저 무엇을 먹어야 할까? 물도, 반찬도, 국도 아니다. 가장 먼저 밥부터 한 숟가락 떠서 바로 입에 넣도록 하자! 쌀 섭취를 늘리는 포인트는 맨 먼저 입에 넣는 것이 무조건 '쌀'이 되게 하는 것이다.

이것은 내장에 부담을 주지 않기 위해서다. 음식을 먹을 때 소화가 가장 먼저 시작되는 곳은 입이다. 밥을 한 술 먹어 '지금부터 밥을 먹을 거야'라는 신호를 보내면, 몸이 쌀을 원활하게 받아들일 준비를 한다. 또한 쌀이 맨 처음 장에 들어가 흡수됨으로써, 결과적으로 체내에 흡수되는 쌀의 비율을 늘릴 수 있다. 최초의 한 입은 반드시 밥이어야 한다!

🧄 단 음식 때문에 롤러코스터를 타는 혈당

'단 것이 너무나 먹고 싶어.' 단 음식에 대한 강한 욕망에 사로잡힐 때에는 참지 말고 먹어도 좋다. 단, 이것만 지키면 된다. 단 음식은 가급적 식후에 먹는다.

케이크나 초콜릿, 사탕, 푸딩, 아이스크림……. 먹고 싶어도 참아서 스트레스를 받거나 '간식 먹는 배는 따로 있다'라고 변명을 하면서 먹을 바에는 차라리 후식으로 먹는 게 좋다.

대부분의 단 음식에 많이 함유되어 있는 설탕의 위험성 때문이다. 내장의 흡수율이 높아져 있는 공복 시에 정제된 설탕이 체내에 들어오면 혈당이 급속하게 올라간다. 혈당이 올라가면 내장은 소화활동을 멈춘다. 그래서 그 뒤에 들어오는 음식의 소화와 흡수가 나빠져 내장에 부담을 주게 되고, 결국 지방처럼 필요 없는 것을 몸에 축적하는 결과로 이어진다.

또한 정제된 설탕에 의해 급격하게 올라간 혈당을 낮추려고 췌장은 대량의 인슐린을 한꺼번에 혈액 속으로 내보낸다. 여분의 당을 지방

등으로 만들어서 혈당을 급격히 떨어뜨리고자 하는 이 작용은, 이번에는 혈당을 너무 내려버리고 만다. 설탕을 먹으면 혈당이 단숨에 올라가고 단숨에 내려가기 때문에 그래프로 나타내면 롤러코스터 같은 상태가 되고 만다. 그것도 출발지점보다도 더 아래쪽인 땅속에 묻히고 마는 위험천만한 롤러코스터 말이다.

혈당이 갑자기 떨어지면 저혈당증이 올 수 있다. 저혈당증에 빠지면 뇌기능이 떨어져 학습장애와 업무능률이 저하되는 부작용이 생긴다. 또 혈당이 떨어지면 이를 회복하기 위해 부신에서 아드레날린을 분비한다. 아드레날린이 많이 분비되면 공격성향이 강해진다.

🧄 롤러코스터의 도착지는 '비만'

혈당이 급격하게 오르락내리락하면 우리 몸에는 세 가지 문제가 생긴다. 첫 번째, 혈액 속의 당이 세포의 활동에 사용되지 않고 지방으로 축적되고 만다. 두 번째, 혈당이 너무 떨어져버려 몸이 이내 당분 부족을 호소한다. 세 번째, 인슐린이 대량 분비되면 췌장에 부담이 되어 문제가 생기고 만다. 그 결과가 바로 당뇨병이다.

밥을 먹어서 혈당이 원만하게 상승한 식후라면, 단 음식을 약간 먹더라도 혈당이 롤러코스터처럼 쫙 올라갔다가 쭉 떨어지는 현상이 발생하지 않는다. 그래서 내장에 부담이 되지 않는다. 또한 식사를 확실하게 한 다음이므로 많이 먹으려고 해도 사실상 많이 먹을 수 없는, 일종의 '의도하지 않은 억제력'도 작용한다.

흔히 다이어트를 하고 있는 사람은 '○○은 하면 안 돼'라는 금지항목에 얽매이게 된다. 자신에 대해 금욕적으로 너무 족쇄를 채우면 어딘가가 반드시 피폐해지고 만다. '○○은 하면 안 돼'가 아니라 '○○을 한다면, ○○을 먹어도 된다'라고 생각을 긍정적으로 바꾸자.

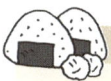 米남米녀를 위한 **건강지식**

베트남 전쟁 이후 미군 주둔지 주변에 살던 주민들 사이에 괴질이 유행했다. 원인 모를 고열과 함께 피로를 심하게 느끼고, 다리가 붓고 아픈 증세가 집단적으로 나타났다. 조사 결과, 괴질의 정체는 비타민B1(티아민)이 부족해서 나타나는 각기병이었다. 미군이 남긴 군수물자에 다량으로 포함되어 있던 설탕이 원인이었다.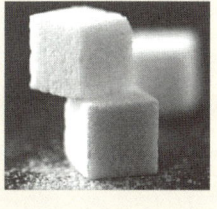

비타민 B1은 도정하지 않은 곡물과 돼지고기에 많이 들어 있다. 설탕을 지나치게 많이 섭취하면 비타민 B1의 흡수와 대사를 억제한다. 도정하지 않은 쌀을 즐겨먹던 주민들이 설탕의 단맛에 길들여지면서 쌀을 멀리하자 각기병이 발생한 것이다.

눈 뜨자마자
바로 밥 먹지 마라

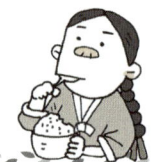

🍚 눈 비비고 일어나 바로 먹는 게 아침밥?

'아침을 안 먹으면 살찌기 쉽다'라고들 하는데, 정말로 그럴까? 아침을 먹지 않으면 기운이 나지 않는다, 아침을 거르면 공부나 일의 효율이 떨어진다는 주장도 있다.

건강이나 다이어트, 일의 효율을 생각해서도 아침 식사를 걸러서는 안 된다. 뇌세포는 포도당만을 에너지원으로 사용하는데, 아침을 거르면 두뇌 활동이 저하되어 사고력과 집중력이 떨어진다. 또 신진대사도 원활하지 않아 체지방이 쌓이기 쉽다. 두뇌 활동에 필요한 탄수화물과 각종 비타민을 섭취하기 위해서는 아침밥을 꼭 챙겨 먹어야한다.

하지만 여기서 말하는 아침밥은 정확하게는 잠자리에서 일어나 어느 정도 활동을 하고난 다음에 먹는 식사를 말한다. 이부자리에서 기어나오다시피 나와서 부스스한 몰골로 비몽사몽 밥을 먹을 바에는 아침을 거르는 편이 더 낫다.

🧄 태양에 맞추어져 있는 우리 몸의 생체리듬

이유는 인간이 기원 이래 태양의 리듬과 함께 지내왔기 때문이다. 아침이면 해가 뜨고, 저녁이면 해가 지는 태양의 리듬은 우리 몸에도 새겨져 있다. 이 리듬을 구체적으로 살펴보자.

원래 일몰에서 일출까지, 밤은 '회복의 시간'이다. 저녁부터 새벽까지 어두울 때는 몸을 푹 쉬게 하고, 떨어진 기능을 회복하는 시간대다. 만약 이 시간대에 음식을 섭취하면 내장은 제대로 쉬지 못하고 계속 움직여야 한다. 내장에 소화라는 부담을 주면 잠잘 때 회복과 재생에 사용해야 할 에너지를 소화하는데 사용하게 되어 몸도 뇌도 쉴 수가 없다.

'밤에 잠자리에 들기 전에는 아무것도 먹지 않는 게 좋다'라는 건 내장의 부담을 줄여주고 푹 쉬게 하기 위해서다. 가장 이상적인 방법은 잠자리에 들기 세 시간 전부터 아무것도 먹지 않는 것이다. 만약 자기

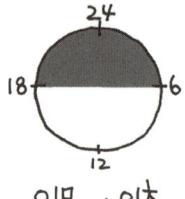 회복의 시간

몸을 푹 쉬게하고 떨어진 기능을 회복

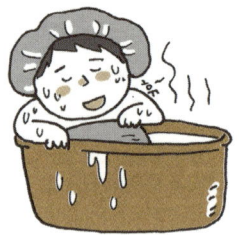

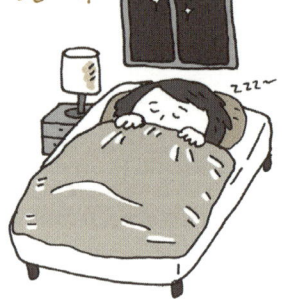

일몰→일출

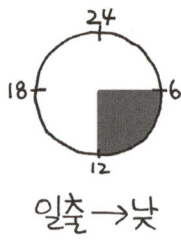 발산의 시간

먹은 것을 연소하거나 배설

후~아암~

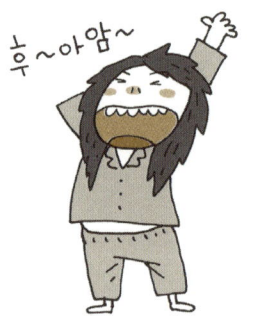

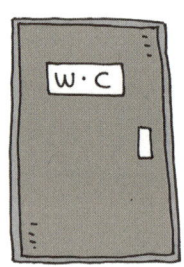

일출→낮

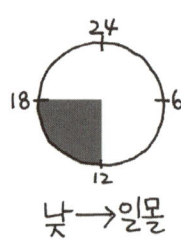 흡수의 시간

밥을 먹어 체력을 보충

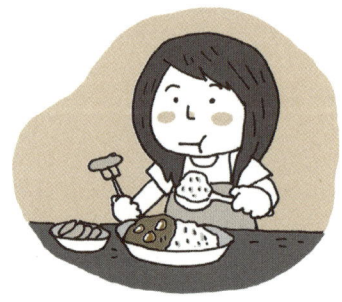

꺼~윽

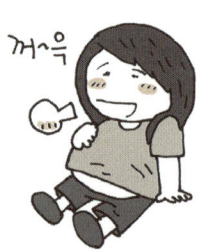

낮→일몰

전에 뭔가를 먹으면 소화도 회복도 제대로 하지 못하고, 내장이 피로한 채로 다음 날 하루가 시작된다. 그 결과 필연적으로 항상성을 유지하지 못하여 살이 찌고 만다.

🧄 아침밥의 '양'에 집착할 필요는 없다

일출부터 해가 중천에 뜨는 동안, 즉 오전은 '발산'의 시간이다. 먹은 것을 연소하거나 배설하기 위한 시간대이다. 이때 몸을 움직이고 발산하지 않으면 노폐물이 몸에 쌓이고 만다. 그런데 이 시간대에 식사를 많이 하면 지방의 연소나 노폐물의 배설에 써야할 에너지가 부족해진다. '재료는 쌓여 있는데 일손이 부족한 공장'이 되어버리는 것이다. 이것이 막 일어나서 바로 먹는 아침밥의 폐해다.

회복과 발산의 시간을 제외한 남은 시간대. 낮부터 일몰까지의 시간대가 '흡수'의 시간이다. 식사는 이 시간에 하면 가장 좋다. 하지만 현대인들의 하루는 이른 아침부터 시작된다. 아침 6, 7시에 깨어나 점심시간까지 빈속으로 버티는 것은 힘들 뿐만 아니라, 일이나 공부 등의 효율도 떨어진다. 앞서 뇌는 포도당만을 에너지원으로 사용하기 때문에 아침을 거르면, 두뇌가 활발히 활동하지 않는다고 말했다. 내장에 부담을 주지 않고, 항상성을 유지하면서 두뇌도 활발히 움직이게 하려면 아침은 꼭 먹어야 한다. 하지만 많이 먹을 필요는 없다. 두 뇌 활동이 점화될 만큼이면 충분하다.

입맛이 없는데도 꾸역꾸역 무리하게 아침을 먹는 사람들이 있다. 그렇잖아도 포식의 시대다. 많은 현대인들은 정말로 배가 고프다고 느끼기 전에 음식을 위에 집어넣는 '과식 경향'이 있다. 아침은 점심까지 버틸 수 있을 정도로만 가볍게 먹자.

아침밥을 먹는 타이밍도 중요하다. 아침밥은 막 일어나서 바로 먹지 말자. 어느 정도 몸을 움직이고 활동을 하고나서 식사를 하면 '발산'을 촉진할 수 있다. 평소보다 조금 일찍 일어나기만 해도 발산 시간은 생겨날 터. 세수를 하거나, 이부자리를 정리하거나, 방을 청소하거나, 음식 준비를 하거나, 스트레칭을 하거나, 가볍게 산책을 하는 등 기상과 아침식사 사이에 몸을 조금이라도 움직인 후에 밥을 먹자.

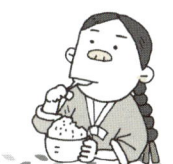

씹고 씹고 또 씹으면,
살이 술술 빠진다!

 내장의 부담을 덜어주면 살이 잘 찌지 않는다

미디어가 전하는 다이어트 정보들은 대부분 '무엇을 먹을 것인가?'를 알려주는 데 치중한다. 여기에는 중요한 것이 빠져 있다. 그것은 '어떻게 먹을 것인가?'의 문제다. 어떻게 먹느냐에 따라 같은 음식을 먹고도 누구는 건강하고 날씬한 몸이, 누구는 허약하고 뚱뚱한 몸이 되고 만다. 먹는 방법 중 가장 중요한 것은 '씹기'다. 씹는 행위는 다이어트와도 밀접한 관련이 있다.

당신은 무엇 때문에 음식을 씹는가? 음식을 잘게 부수어서 삼키기 쉽게 하기 위해서만은 아니다. 씹는 행위의 가장 큰 목적은 내장에 부담을 주지 않기 위해서다. 음식을 소화시키는 일은 내장에 상당한 부담을 준다. 이 부담을 줄여주기 위해서 먼저 입 안에서 어느 정도 소화시키는 것이 중요하다. 이 1차적인 소화를 돕기 위해 분비되는 것이 타액 즉, 침이다.

침에는 다양한 소화효소가 들어 있는데, 탄수화물을 분해하는 효소인 아밀라아제가 특히 많다. 음식이 통과하는 첫 번째 관문인 입 안에서 확실하게 소화를 한다면, 내장에 가는 부담을 덜 수 있다.

침이 많이 나오게 하기 위해서는 어떻게 해야 할까? 누구라도 할 수 있고 지금 당장 할 수 있는 방법이 있다. 바로 열심히 꼭꼭 씹는 것이다. 사람은 씹는 능력을 타고난다. 이가 없는 아기조차도 젖을 빨아서 턱을 단련시키는 법을 알고 있다. 빨거나 오물거리는 행위는 씹기 위한 준비운동이다. 말하자면 인간은 선천적으로 씹는 감각과 재능이 있는 것이다.

그런데 많은 사람들은 씹는 행위를 소홀히 하고 있다. 부드러운 음식이 늘어났기 때문인지 아니면 충분히 씹을 시간이 없을 정도로 바빠졌기 때문인지……. 한 가지 단언한다. 씹기를 게을리 하는 사람은 살이 빠지지 않는다. 즉, 씹으면 씹을수록 살이 빠진다. 많이 씹으면 내장에 가는 소화라는 부담을 줄이고 항상성을 유지할 수 있기 때문에 자연스럽게 살이 찌지 않는 체질이 된다.

점점 자극적인 맛을 찾게 되는 이유

다이어트를 위해서는 꼭꼭 씹는 것이 중요하다. 소화효소는 물질의 표면에만 작용한다. 음식을 잘게 부수지 않으면 소화효소는 커다란 음식물 덩어리의 표면밖에 녹일 수 없게 된다. 그렇게 되면 내장 전체에 부담이 생긴다. 꼭꼭 씹어서 잘게 부수어서 음식의 표면적을 되도록 넓힌 다음에 위나 장으로 보내면 소화 효율을 좀 더 높일 수 있다. 커다란 얼음보다 작게 부순 얼음이 녹기 쉬운 것과 마찬가지다.

또한 음식의 재료가 원래 갖고 있는 맛을 확실하게 음미하기 위해서도 씹는 일이 필요하다. 혀에는 '미뢰'라는 맛을 느끼는 세포가 있다. 혀 위에 점점이 박혀 있는 동그란 알갱이가 미뢰다. 음식 속에 들어 있는 맛을 내는 화학물질이 침에 녹아 미뢰에 도달하면, 신경세포를 자극해 뇌에서 맛을 인식한다. 음식 분자가 커다란 상태면 미뢰가 맛을 제대로 느낄 수 없다. 그래서 음식을 빨리 먹으면 맛을 잘 느끼지 못한다.

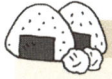 ### 米남米녀를 위한 **건강지식**

나이를 먹으면 미뢰의 크기가 줄어들고 수도 적어진다. 나이가 들수록 혀 앞에 있는 미뢰(단맛, 짠맛, 신맛을 느낌)는 기능이 떨어지고 혀 뒤쪽에 있는 미뢰(쓴맛을 느낌) 는 더 활발해진다. 그래서 노인들은 짠맛과 단맛을 잘 느끼지 못한다.

반대로 씹지 않아도 곧바로 맛을 감지하기 쉬운 것이 기름이나 정제
염이나 백설탕, 액상과당, 화학조미료 등 분자가 아주 작고 쉽게 녹는
것들이다. 이들은 맛을 잘 느끼지 못하는 '미각치'를 만드는 원인이다.
꼭꼭 씹지 않아도 입 안에서 금방 녹아서 미뢰에 전달되기 때문에, 입
은 본연의 임무인 음식을 잘게 부수는 일을 게을리 하게 된다.
밖에서 사 먹는 음식이나 가공식품들은 기름을 비롯해서 화학조미료
가 듬뿍 들어 있다. 이런 음식을 자주 먹으면 기름과 화학조미료에 대
한 의존성까지 생기고 만다. 씹는 일을 잊어버리게끔 하는 식재료
나 조미료는 다이어트의 적이라고 생각하자.

급히 먹는 밥이 살을 찌운다

직장인을 대상으로 실시한 한 조사에 따르면 한 끼 식사를 하는데 걸
리는 시간이 15분 미만이라고 답한 사람이 72%나 되었다. 포만감은 뇌
에 있는 포만중추가 식사에 의해 자극을 받으면 느끼게 된다. 이 작용
에 걸리는 시간이 10분 정도. 먹는 속도나 양과 관계없이 뇌에서 배가
부르다고 인식하는 시간은 같다. 급하게 먹으면 '이제 배부르니 그만
먹어도 된다'라는 신호를 보내기 전에, 너무 많은 음식을 먹게 된다.
천천히 꼭꼭 씹는다면 빠르게 먹을 때보다 훨씬 적은 양으로도

배부르다고 느껴, 결과적으로 섭취하는 음식의 양을 줄일 수 있게 된다.

또 식사를 천천히 하면 혈당이 갑자기 오르는 것을 막을 수 있어서 급격히 흡수된 영양소가 지방으로 쌓이는 것도 방지할 수 있다.

포만감을 느끼며 과식하지 않기 위해서는 최소한 30분 정도 천히 식사하는 습관을 갖자.

염분 '듬뿍', 국물 요리와 이별하는 법

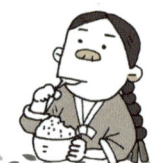

🥚 밥은 어떤 의미에서는 '음료'다?

씹는 일에 익숙해질 수 있는 훈련을 위해 가장 좋은 음식이 밥이다. 시험 삼아 밥을 한 숟가락 입에 넣고 삼키지 말고 최대한 천천히 씹어 보자. 씹고 있는 동안에 쌀이 갖고 있는 본래의 단맛을 느낄 수 있을 것이다. 좀 더 씹다보면 밥이 거의 액체가 되어 입 안 가득히 퍼진다. 겨우 몇 십 톨의 쌀이 분해되어 침과 섞여서 액체처럼 변한다.

조금 더 씹다보면 걸쭉한 상태를 넘어서 보송보송한 액체가 된 쌀을 느낄 수 있을 것이다. 밥이 고형의 먹을거리가 아니라 마시는 '음료'로, 상태가 변화하는 것이다. 이렇게 꼭꼭 씹어주면 내장은 소화하기가 아주 편해진다. 소화하는 데 힘을 낭비하지 않아도 된다면, 내장은 몸에 필요 없는 것들을 연소시키거나 배설하는 작업에 좀 더 전념할 수 있다. 그 결과 살이 잘 찌지도 않고, 살이 쉽게 빠지는 몸이 만들어진다.

충분히 씹으면 국이나 물도 필요 없다

꼭꼭 씹으면 밥을 먹을 때 국이나 찌개 등 국물 음식이 필요 없게 된다. 꼭꼭 씹고 있으면 음식이 침과 섞여서 입 안에는 수분이 가득 찬다. 이렇게 되면 국이나 물의 도움 없이도 밥을 쉽게 넘길 수 있다.

국, 찌개류의 국물에는 염분이 많이 녹아 있기 때문에 국물을 적게 마시고 가급적 건더기 위주로 먹는 것이 좋다. 밥만 먹으면 목이 멘다고 국물 음식을 찾는 사람들이 있는데, 충분히 오래 씹으면 굳이 국물이 필요하지 않다. 또 식사를 하면서 물을 많이 마시는 사람이 있다. 물을 마시면 아밀라아제의 농도가 옅어져 소화에 방해가 된다.

이제부터는 음식이 삼키기 힘들다면 꼭꼭 여러 번 씹자. 이상적인 횟수는 한 입에 60~70번이다. 이렇게 씹으면 대부분의 음식은 음료처럼 변한다. 열 번도 채 안 씹고 음식을 삼키던 사람이, 처음부터 60~70번을 채우려면 버거울 수 있다. 먼저 평소처럼 밥을 한 입 먹고, 삼킬 때까지 총 몇 번을 씹는지 세어본다. 그 횟수가 얼마나 적은

지 알아차리는 게 중요하다. 그리고 조금씩 씹는 횟수를 늘려나가다 보면 어느새 꼭꼭 씹는 습관이 몸에 밴다.

🐚 혼자 밥 먹으면 살 빼기 쉽다?

혼자서 식사를 하는 것은 외로운 일이다. 하지만 씹는 일을 우선으로 생각한다면 사실은 '나 홀로 식사'에도 좋은 점이 있다. 혼자서 식사를 하면 다른 사람과 보조를 맞추지 않고 씹는 일에 전념할 수 있기 때문이다.

한 입을 60~70번씩 씹는 데는 의외로 시간이 많이 걸린다. 만약 다른 사람과 식사를 한다면 먹는 속도를 상대방과 맞춰야만 한다. 또한 대화를 나누면서 식사를 하다보면, 말을 하려고 씹는 도중에 음식을 그냥 삼켜버리는 경우가 다반사다. 혼자라면 자신의 페이스대로 식사를 할 수 있다.

한편, 다른 사람과 식사를 할 때는 무리하게 오래 씹느라 고생하는 것보다는 마음 편히 대화를 즐기는 게 정신적으로 더 도움이 된다. '오늘은 다른 사람과 식사를 하니까 한 30번씩만 씹자' 등으로 유연하게 대응하자.

🥄 젓가락은 반찬을 집을 때만 들자

씹는 일에 익숙하지 않은 사람은 밥을 한 숟가락 입에 넣었다면 일단 젓가락부터 내려놓자. 젓가락을 계속 손에 쥐고 있다 보면 이것저것 집어먹게 된다. 이렇게 잠깐씩 쉬는 시간을 확실하게 지키면, 무의식적으로 젓가락을 뻗는 일도 줄어든다.

천천히 시간을 들여서 씹다보면 어떤 감각이 몸에 밴다. 그것이 '진정한 포만감'이다. 꼭꼭 씹지 않고 삼킬 때는 아무 생각 없이 밥그릇에 담긴 밥을 말끔히 비우고 있었을 뿐이다. 하지만 꼭꼭 씹으면 포만중추가 자극되어 '원래 몸이 원하고 있던 양'을 알게 될 것이다. 의외로 적은 양으로도 배부름을 느낄 수 있다는 사실을 깨달을 것이다.

씹을 때 딱 한 가지 주의할 점이 있다. 턱이나 치아에 힘을 강하게 줘서 너무 꽉 씹지 않는 것이다. 음식을 꼭꼭 씹으라고 하면 뭐든지 열심히 하는 사람은 너무 꼭꼭 씹어서 턱이나 치아를 다치는 일도 있다. 부드럽게 씹어도 여러 번 씹으면 침은 확실하게 분비되니 그럴 필요가 없다.

노화속도를 늦추는
'씹기'의 마력

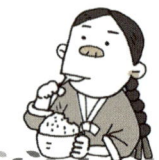

🍚 씹지 않는 사람은 늙기 쉽다

씹기는 다이어트만이 아니라 노화방지에도 효과가 있다. 꼭꼭 씹는 사람과 잘 씹지 않는 사람은 노화의 진행 정도에 상당히 차이가 난다. 씹는다는 것은 얼굴 전체의 근육을 움직이는 일이다. 일정한 리듬을 가진 이 운동은 뇌를 자극해 뇌의 혈액순환을 좋게 하는 효과가 있다. 일정 시간 음식을 씹을 때 뇌 혈류량은 그렇지 않을 때보다 최소 8~11%, 최고 25~28%가량 증가한다. 곧 씹기는 뇌의 활성화로 이어져 치매 등 노인성 질환 방지에도 효과가 있다.

실제로 치아가 없거나 씹기가 곤란할 만큼 치아가 아플 때는 오른쪽이나 왼쪽, 한쪽으로만 씹거나 부드러운 음식만 찾게 되는데 이런 경우 대뇌 좌우 신경밀도에 차이가 발생한다는 연구 결과가 발표되기도 했다.

침샘에서 분비되는 페로틴이라는 노화방지 호르몬은 뼈와 치아 조직을 튼튼하게 한다. 페로틴은 침 분비량과 비례해 생성된다. 안정된 상태에서 침은 분당 0.5ml 정도 분비되지만 음식을 씹으면 분당 4ml까지 분비량이 증가한다.

아직 젊은 사람은 바로 공감되지 않는 효능일지도 모르겠다. 하지만 노화는 결코 먼 미래의 일이 아니다. 씹기는 두뇌를 자극해 업무 효율을 높이고 두뇌 회전이 빨라지는 등의 효과도 기대할 수 있다.

안티에이징을 위해 얼굴에 많은 돈을 쏟아 붓는 여성들이여! 얼굴 전체의 근육을 움직이면 얼굴의 처짐이나 주름을 예방하는 효과도 있다. 또한 씹음으로써 입 안에 침이 고이게 되면, 침이 밖으로 나가지 않도록 입 주위를 둘러싼 근육을 쏘옥 오므리게 된다. 이것은 젊은 여성이 선망하는 '작은 얼굴'을 위한 충분한 훈련이 된다.

🔔 앞으로 10년, 노화속도를 늦추는 비결

이처럼 씹는 일은 정신적으로도 외적으로도 노화방지에 큰 효과를 발휘하지만, 최고의 장점은 뭐니뭐니해도 몸속부터 건강해지는 데 있다. 나이가 들어감에 따라 세포나 내장의 기능도 쇠약해져 가는데 꼭꼭 씹음으로써 영양소 섭취 효율을 향상할 수 있다. 이렇게 되면 세포도 내장도 피폐하지 않고 몸의 안쪽부터 젊음을 유지하는 게 가능하다. 지금 나이에서 10년을 거슬러 올라가 젊어 보이기는 어렵다. 하지만 앞으로 10년, 노화의 속도를 늦추는 일은 충분히 가능하다.

언제까지나 젊음을 유지하고 싶은 사람, 날씬하고 건강하게 살고 싶은 사람은 '꼭꼭 씹기'를 마음속에 깊이 새기기 바란다.

쌀을 먹는다면 백미보다는 현미

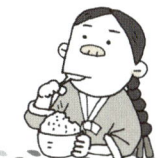

쌀을 사러 가보면 백미, 현미, 찹쌀, 검은쌀 등 종류가 아주 다양하다. 게다가 최근에는 '키 크는 쌀', '젊어지는 쌀', '머리가 좋아지는 쌀' 등 특정한 기능이 극대화되어 있는 기능성 쌀도 많다. 어떤 쌀을 먹어야 다이어트에 도움이 될까?

🍚 쌀=백미?

쌀은 자연계에서는 먼저 이삭으로 열매를 맺는다. 볍씨에서 왕겨(겉껍질 부분)를 제거하면 현미가 된다. 그리고 현미의 쌀겨(쌀을 찧을 때 나오는 가장 고운 속겨) 층을 다시 한 번 깎아낸 것이 백미다(165쪽 '어떤 쌀을 먹을까?' 참조).

자연계에 있는 그대로의 모습을 먹는 '일물전체'의 관점에서 보면, 불필요한 가공을 하지 않은 현미가 백미보다 좋다. 요즘에는 현미가 '건강식', '자연식'으로 주목받고 있지만, 여전히 많은 사람들이 '쌀=백미'라고 인식하고 있다.

그럼 언제부터 백미가 쌀의 동의어가 되었을까? 벼농사가 처음 시작되었을 때 쌀이라고 하면 '현미'였다. 낱알을 이삭에서 털어낼 생각은 했어도 속까지 깎아내서 식감이 더 좋아지게 만들어야 한다는 생각 같은 건 없었다. 농업기술이 지금처럼 발달하지 않았을 때는 힘들게 수확한 곡식을 일부러 깎아내 양이 줄어들게 만든다면, 아마도 모자란 행동을 한다고 지탄 받았을 것이다.

에도 시대에 부유층에게 퍼진 병의 정체

정미(도정)가 유행한 것은 에도 시대(1603~1867년)에 들어서부터다. 주군에게 쌀을 바칠 때 식감을 좋게 해서 상등품으로 평가받기 위해, '정미'라는 당시의 최신기법으로 한 번 더 품을 들인 것이 시작이다. 물론 요즘 같은 자동화된 정미기술이 없었으므로, 일일이 수작업으로 현미에 상처를 내서 쌀겨층을 벗겼다. 정미 방법이 원시적인 만큼 완벽한 백미가 나오지는 않았다. 요즘 말하는 '5분도미(현미에서 쌀겨를 반 정도 깎아낸 상태)' 정도였을 것이다.

이 무렵부터 '쌀＝백미', '백미＝고급품'이라는 인식이 퍼져서 부자들은 백미, 가난한 사람은 현미나 보리, 피, 조 등의 잡곡을 먹는 '쌀 격차사회'가 태어났다. 이때부터 모두가 부유함의 상징인 백미를 동경하게 된 것이다.

그런데 에도 시대부터 부유층에게 '어떤 병'이 유행하기 시작했다. 온몸이 나른해지고 다리가 붓거나 저리는 병으로, 당시에는 '에도 병'이라 불렸다. 그 뒤 부유층만이 아니라 서민들에게도 에도 병이 퍼졌다. 이 병은 쇼와 시대(1926~1989년)까지 계속되어 '결핵에 버금가는 2대 국민병'으로 불릴 정도 심각한 사회적 문제가 되었다.

자, 여기서 퀴즈를 하나 내보자. '에도 병의 원인은 무엇일까?'

눈치가 빠른 독자라면 이미 눈치 챘을 것이다. 에도 병의 원인은 정미의 보급에 의한 백미의 등장이다. 공을 들여서 현미의 표피를 깎아냈지만, 오히려 단백질, 섬유질, 비타민 B1 등의 중요한 영양소가 사라져버리고 말았다. 특히 탄수화물의 신진대사 작용을 돕는 비타민 B1은 정미과정에서 90%가까이 상실된다. 에도 병은 요즘 말로 '각기병', 즉 비타민 B1 결핍증이다.

요즘처럼 먹을거리가 풍족한 시절이라면 정미에 의해 빼앗긴 영양소를 다른 식재료로 보충할 수 있다. 그런데 당시는 밥에 국 한 그릇, 반찬(주로 장아찌) 한 가지 정도의 단출한 식사였으므로, 정미로 잃은 영양을 보충할 수가 없었다. 오늘날에야 각기병은 희귀병이 되었지만, 불과 60~70년 전만 해도 이 병으로 고생하는 사람이 많았다.

🧄 쌀이 비만의 주범이라는 오해는 백미 탓

그럼 현미는 얼마나 우수할까? 백미, 현미, 배아미(쌀눈과 배유를 남기고 도정한 쌀)를 비교했을 때 비타민이나 미네랄 함유량은 현미가 단연 높다. 반면 도정도가 높아질수록 맛과 소화흡수율은 높아진다. 하지만 영양은 그만큼 줄어든다.

곡식을 정미한다는 것은 식감을 좋게 하거나, 흡수율을 높이기 위해 중요한 영양을 일부러 깎아내는 행위다. 쌀의 좋은 성분을 거의 잃어버린 백미를 쌀의 전부인 것처럼 생각하는 데서부터, '쌀이 비만의 주범이다' '쌀은 영양이 부족해서 힘을 내려면 고기를 먹어야 한다'는 등의 오해가 생겨난 것이다.

쌀의 영양분포

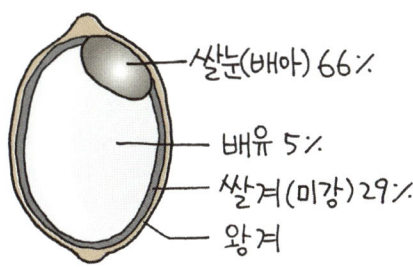

쌀눈(배아) 66%

배유 5%

쌀겨(미강) 29%

왕겨

현미, 배아미, 백미의 영양비교

기준: 생 현미 100g 속의 성분을 100으로 함.

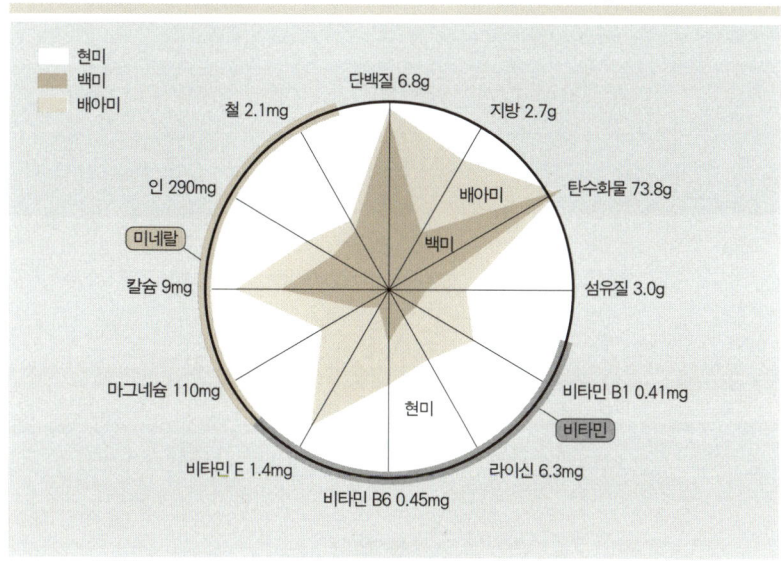

- 현미
- 백미
- 배아미

단백질 6.8g
지방 2.7g
철 2.1mg
탄수화물 73.8g
인 290mg
배아미
백미
미네랄
섬유질 3.0g
칼슘 9mg
비타민 B1 0.41mg
마그네슘 110mg
현미
비타민
비타민 E 1.4mg
라이신 6.3g
비타민 B6 0.45mg

출처: 〈식품성분표 2009〉

🐚 구더기가 무서워 장을 못 담근다?

현미가 아무리 영양이 훌륭하다지만, '잔류 농약'으로부터 안전할 수 있을까? '정미를 하지 않으면 훨씬 많은 잔류 농약이 그대로 몸에 들어오므로 오히려 건강에 좋지 않을 수도 있을 텐데?'라고 염려하는 사람들이 있다. 과연 그럴까?

야채나 과일, 곡물은 확실히 껍질 부분에 농약이 남기 쉽다. 하지만 현재 국내에서 생산되는 쌀을 기준으로 보면, 건강을 걱정할 만큼의 잔류 농약은 없다고 봐도 좋다. 그래도 염려된다면 무농약 또는 유기농 현미를 선택하면 된다.

농약이 걱정되어 현미를 안 먹는다는 건 너무나 안타까운 일이다. 오히려 농약에 대한 위험보다는 현미를 안 먹기 때문에 잃는 것이 더 많다고 생각한다. 현미에 포함된 성분의 하나인 피틴은 농약이나 중금속처럼 우리 몸에 불필요한 물질의 배출을 돕는다. 또한 쌀은 밀처럼 수확 후에 농약(포스트 하베스트)을 살포하는 법이 없다. 그러니 현미의 잔류 농약을 너무 걱정할 필요는 없다.

🐚 영양 우등생 현미 VS 맛 우등생 백미

어떤 일이든 너무 이것저것 따지다보면 정작 중요한 것을 잃고 만다.

내가 하고 싶은 말은 절대론이 아니다. 만약 주식으로 먹는다면 밀보다는 쌀이 훨씬 더 건강에 좋고 다이어트에도 효과적이다. 게다가 그 효율을 높이려면 백미보다 현미가 더 좋다는 것이다.

선택할 수 있는 것은 많다. 선택은 당신의 몫이니, 할 수 있는 일부터 시작해보기 바란다. 맛과 영양을 둘 다 포기할 수 없다면, 백미로 밥을 지을 때 현미를 한 움큼만 넣는 방법도 있다. 또는 현미를 싹을 틔운 발아현미와 백미를 1:1로 섞어 먹을 수도 있다. '반드시 현미여야 한다'고 엄격하게 제한하기 보다는, '밀보다는 백미, 백미보다는 현미가 좋다'라는 생각으로 비교해서 선택하길 바란다.

자동적으로 '꼭꼭, 오래오래' 씹게 되는 현미

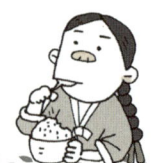

🌰 의도하지 않아도 꼭꼭 씹게 된다

현미의 좋은 점을 좀 더 소개해보자. 앞서 살을 빼는데 씹는 일이 얼마나 중요한지 이야기했다. 씹는다는 것을 생각하면 백미보다는 현미다. 현미는 백미에 비해 맛이 거칠다. 현미의 단단한 쌀겨층에는 단백질과 비타민 뿐만 아니라 섬유질이 많이 들어 있다. 그래서 현미로 밥을 하면 찰기가 떨어지고 입안에서 까끌까끌 겉도는 느낌이 든다. 하지만 그래서 현미는 안 씹으려 해도 안 씹을 수가 없다. 현미를 꾸준히 먹으면 자연히 씹는 습관이 몸에 배게 된다. 반대로 기껏 현미를 먹어도 대충 씹어 먹으면 소화불량을 일으키고 만다.

꼭꼭 씹는 것이 처음에는 힘들겠지만, 현미를 오래오래 꼭꼭 씹다보면 백미에서는 느끼지 못한 구수한 풍미를 느낄 수 있다. 이 맛에 길들여지면 백미는 맛이 너무 밋밋하다고 느껴질 정도다. 만약 씹는 일에 익숙해지고 싶다면 현미로 훈련을 시작해도 좋다.

🧄 자연계를 대표하며, 도리를 깨우쳐주는 '현미(玄米)'

현미의 '현(玄)'이라는 글자에는 '검다'라는 뜻 말고도 '하늘(天)'이나 '심오한 도리'라는 뜻이 포함되어 있다. 하늘, 즉 이 세상을 에워싼 자연계를 나타낸다는 점에서, 현미가 자연계를 대표하는 식재료임을 알 수 있다. 또한 심오한 도리란 '내용이 깊고 오묘하여 쉽사리 헤아릴 수 없는 사물의 마땅한 모습'을 뜻한다. 약간 어려운 해석이지만, 몇 천 년이나 우리가 먹어온 현미는 한없는 에너지를 숨기고 있으면서 올바른 것이 무엇인지를 가르쳐주는 식재료라는 말이다.

🧄 건강의 원천이 응축된 '쌀겨(糠)'

쌀겨(糠)는 현미를 깎아서 정미할 때에 나오는 것이다. 한자를 풀어보면 '米(쌀 미)' 변에 '康(건강 강)'이 합쳐진 말이다. 나는 이 한자 조합을 '건강의 원천이 쌀겨에 숨어 있다'라고 해석한다. 실제로 영양학적으로 따져보아도 쌀겨에는 많은 영양소가 들어 있다.

쌀겨는 수분이 13.5%, 단백질이 13.2%, 지방이 18.3%, 당질이 38.3%, 섬유질이 7.8%, 미네랄이 8.9% 함유되어 있다. 또 비타민 B1은 100g 당 2.5mg이나 들어 있다. 비타민 E가 풍부해 식용유 같은 기름(미강유)을 뽑아내기도 한다. 쌀겨에 많은 오리자놀은 혈중 콜레스테롤을 낮춰주며, 토코페롤은 세포의 노화 및 손상을 방지한다. 또한 피틴은 항암작용을 한다.

🫧 산화될 염려가 없어 신선함이 오래오래

웰빙 바람을 타고 현미의 우수한 점이 새삼 주목을 받고 있다. 현미밥이 들어 있는 편의점 도시락도 있고, 현미로 만든 즉석밥도 쉽게 구할 수 있다. 또한 현미는 슈퍼마켓의 쌀 코너에도 당당히 진열되어 있다.

쌀은 최근에 도정한 것일수록 신선하고 수분 함량이 많다. 수분은 밥맛과 직결되는 중요한 부분이다. 수분 함량이 16~20%일 때 밥맛이 가장 좋다. 도정한 직후 수분 함량이 16%정도다. 쌀은 도정한 순간부터 산화돼서 품질이

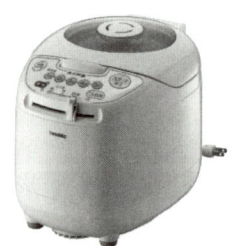

가정용 즉석 도정기

서서히 떨어진다. 그래서 쌀집이나 대형마트에서는 필요한 양만큼 즉석에서 도정해 판매하기도 한다. 그러나 현미는 도정할 필요가 없으므로 산화로부터 안전하다.

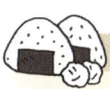 **米남米녀를 위한 건강지식**

쌀은 도정 후 공기와 맞닿는 순간부터 산패(공기 중에 오래 두면 산성이 되어 불쾌한 냄새가 나고 맛이 변하는 것)가 시작되어서, 15일 정도면 산패가 본격적으로 진행된다. 산패 된 쌀은 활성산소가 발생되고 영양분도 손실된다. 또 밥을 했을 때 밥맛도 나빠진다.

가급적이면 갓 찧은 쌀을 조금씩 구입해 먹거나 왕겨가 붙어 있는 나락 채로 보관했다가 조금씩 도정해 먹는 것이 좋다. 도정한 날짜를 기준으로 여름에는 보름, 나머지 계절에는 한 달 내외로 먹도록 한다.

쌀은 어둡고 공기가 잘 통하는 곳에 보관하는 것이 좋다. 비닐이나 비닐코팅을 한 종이에 오래 보관하면 공기가 차단되어 좋지 않다.

물에 담가두면 싹이 트는 현미는 곧, 생명

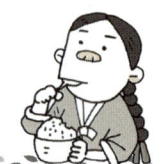

🥚 **식품 선택의 기준 '생명이 있느냐 없느냐'**

두 번째 스텝에서 쌀은 한 톨에서 3천 톨을 낳는 '생명'이 응축되어 있다고 이야기했다. 이것은 백미가 아니라 현미에 한해서 해당되는 이야기다. 백미는 쌀겨층과 배아(쌀눈)가 함께 깎여나갔다. 물에 담가두면 싹이 트는 것은 배아가 있는 현미뿐이다. 백미는 물에 담가두면 썩어버린다. 백미와 현미는 영양가뿐만 아니라 '생명'을 품고 있는가, 아닌가 하는 점에서도 큰 차이가 난다.

그럼 생명이란 어떤 것일까? 생명이란 자손을 남기는 힘이 있고, 새로운 생명을 길러내는 에너지가 잠재되어 있는 것이다. 뿐만 아니라 자연계에 있는 모습 그대로 살아 있는 것을 의미한다.

식재료를 구입할 때 가장 중요하게 생각해야할 기준은 다음 중 무엇일까? 1번 신선도, 2번 칼로리, 3번 무농약, 4번 저지방.

요즘은 먹고살기 힘든 세상이라, '가격'이라고 답하는 사람도 있을지 모르겠다. 하지만 식재료는 자신의 몸에 들어가는 중요한 것이므로 선택 기준을 가격에만 둘 수는 없다. 건강을 생각한다면 '1번 신선도'가 정답이다.

물론 3번 무농약도 중요하다. 하지만 무농약 식품이라 해도 썩어가고 있는 야채는 안 된다. 이런 야채는 생명을 잃고 죽어가는 상태이기 때문이다.

다이어트 중인 사람은 '2번 칼로리'나 '4번 저지방'을 선택했을지도 모르겠다. 과연 칼로리를 다 빼고, 인위적으로 지방을 제거한 식품에 생명이 남아 있을까? 인공감미료를 쓴 저칼로리 식품이나 지방

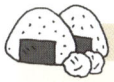 米남米녀를 위한 **건강지식**

발아현미는 콩나물에서 원리를 발견했다. 모든 씨앗은 발아하는 순간 독립된 개체로 살아가기 위해 영양분이 가장 풍부해지고, 각종 효소가 새롭게 생겨난다.

발아현미에는 가바, 필수아미노산, 비타민 E 등이 일반 쌀보다 3~5배 많다. 또 현미의 식감을 거칠게 하는 피틴산이 발아 과정에서 분해되기 때문에 맛이 부드럽다.

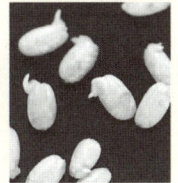

만을 빼내기 위해 약품을 사용한 저지방식품에는 생명, 즉 신선함이 없다. 식재료에서 중요한 것은 신선도이자 생명이라는 것을 잊지 말자. 우리는 생명을 유지하기 위해 식사를 하는 것이다.

🍚 생명이란, 효소다!

생리적인 이야기를 좀 더 해보자. 이 책에도 종종 등장하는 '효소'는 무엇일까? 생물의 몸을 이루고 있는 세포에는 반드시 효소가 들어 있다. 효소는 체내에서 일어나는 화학반응에 꼭 필요한 존재다. 소화를 하거나 호흡을 하거나 근육을 움직이거나 신진대사를 촉진하거나 심지어 생각하는데도 효소가 사용된다.

말하자면 효소는 세포 하나하나의 활력의 원천이며, 그 집합체인 몸을 정상적으로 기능하게 하기 위해 꼭 필요한 물질이다. 그래서 효소는 살아가는 데에 꼭 필요한 '생명활동을 지탱하는 물질'이라고 표현할 수 있다.

사람의 몸속에도 수많은 효소가 있지만, 음식을 통해서도 효소를 섭취해야 한다. 우리 몸은 나이를 먹어감에 따라 효소를 만들어내는 힘이 떨어지기 때문이다.

어떤 식재료에 효소가 많이 들어 있을까? 효소는 주로 자연계에 있는 그대로의 모습인 생 야채나 과일, 고기, 생선에 들어 있다. 당연히 생현미도 효소를 많이 함유하고 있다. 사람의 손을 거치지 않은 재료일수록 효소가 풍부하다.

효소는 열에 약해서 60°C에서 30분간 가열하면 대부분 죽어버린다고 한다. 그런데 유감스럽게도 쌀은 밥을 짓지 않으면 먹을 수 없다. 건강과 다이어트를 위해서 생쌀을 꾸역꾸역 씹어 먹는다면 효소는 최대한 섭취할 수 있겠지만, 살을 빼기 위해 굶는 것과 다를 바 없이 고통스러울 것이다.

🥚 효소는 죽더라도 유용하다

가열하면 모든 효소가 쓸모없어지는 것일까? 죽어버린 효소에도 놀랄 만한 효능이 있다. 효소는 확실히 열에 약하지만 열로 죽어버린 효소도 장내환경을 정돈하는 역할을 한다. 이점은 유산균과 비슷하다.

된장이나 낫토, 요구르트 등의 발효식품에 함유된 유산균은 산에 약해서 위에 들어가면 위산 때문에 대부분 죽고, 30~40%만이 장에 도달한다. 어차피 유산균이 장까지 도달하지도 못하고 죽는다면 발효식품을 먹어서 무얼 하나? 하지만 유산균의 사체도 장내환경을 개선하는 재료로 충분히 유용하다. 죽은 유산균은 살아있는 유산균의 먹이가 돼 유산균을 활성화시킨다.

효소도 마찬가지다. 그래도 죽은 지 오래된 효소보다는 '갓 죽은 효소'가 더 유익하다. 쌀이라면 수확한 뒤에 시간이 많이 경과하지 않은 '갓 수확한 쌀'이, 밥이라면 가열한 지 얼마 되지 않은 '갓 지은 밥'이 더 좋다. 효소라는 관점에서 우선순위를 매긴

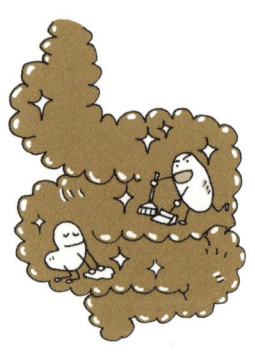

밥을 짓는 과정에서 죽은 효소라도 장을 깨끗이 하는 데에 도움이 된다.

다면 '생 현미〉 현미밥〉 생 백미〉 백미밥' 순이 된다. 맛있고 즐겁게 식사를 할 수만 있다면 백미보다 현미가 더 좋은 것이다.

단 너무 조건에만 집착하면 아무것도 먹을 수 없게 된다. 농약을 사용하지 않은 유기농 쌀이어야 한다, 햅쌀이어야 한다, 갓 지은 밥이어야 한다……. 이런 식으로 강박적으로 생각하다보면 식사는 스트레스가 되어간다. 돈이나 시간을 너무 많이 낭비하지 않고 자신에게 가능한 범위에서 취사선택을 하자.

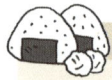 米남米녀를 위한 **건강지식**

유산균은 사람의 장 속에서 다른 잡균이 음식물을 이상 발효시키지 못하도록 억제함으로써 장을 건강하게 한다. 장에서 서식하는 유산균의 하나인 비피더스균은 소화와 흡수 작용을 도와, 부족하면 설사를 하게 된다. 사람이 스트레스를 받거나 병에 걸리면 비피더스균이 감소한다.

어떤 쌀을 먹을까?

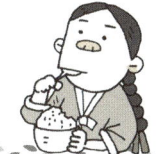

🌱 한 꺼풀씩 벗겨낼 때마다 달라지는 쌀

쌀은 도정도에 따라 이름, 맛, 영양이 달라진다.

- 현미 : 낟알에서 왕겨만 제거한 것을 현미라고 한다. 단단한 쌀겨 층 때문에 맛이 거칠고 제대로 씹지 않으면 소화하기 어렵다. 하지만 지방, 단백질, 비타민, 라이신, 칼슘, 섬유질 등 영양이 풍부하다. 현미는 변비를 개선하고 동맥경화와 노화를 방지한다.

- 백미 : 쌀눈과 쌀겨를 거의 대부분 깎아낸 것을 백미라고 한다. 쌀의 영양 성분 중 95%이상이 제거되어 영양은 떨어지지만, 맛과 소화흡수율이 좋다.

- 배아미 : 쌀눈과 배유를 남기고 도정한 것을 배아미라고 한다.

- 발아현미 : 현미가 싹을 틔우는데 필요한 수분과 온도를 맞춰서, 인공적으로 싹을 틔운 것을 발아현미라고 한다. 발아현미는 현미와 달리 밥을 지어도 찰기가 있고 부드럽다. 또한 가바(GABA)라는 신경전달물질의 함량이 높아 혈압을 낮춰주고, 뇌세포의 대사를 촉진하고, 면역력을 강화시켜 준다.

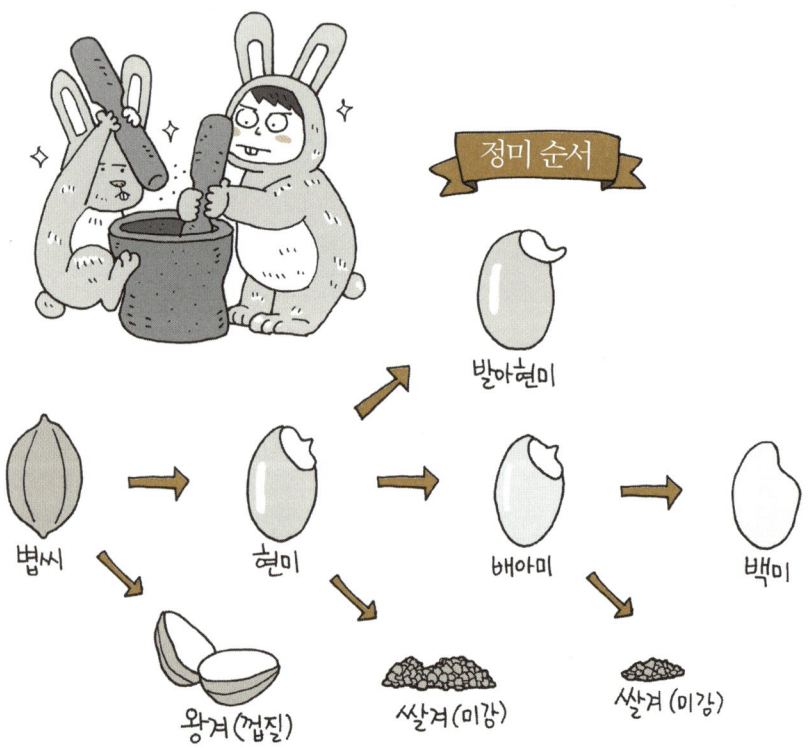

발아현미

정미 순서

볍씨　　현미　　배아미　　백미

왕겨(껍질)　　쌀겨(미강)　　쌀겨(미강)

도정도에 따른 쌀 분류

0분도미		현미(벼 중량의 80% 내외).
5분도미		현미에서 쌀겨를 반 정도 깎아낸 상태. 현미 중량의 5%정도가 감소된 쌀.
7분도미		현미에서 쌀겨를 거의 다 깎아내고 씨눈의 70%정도가 남아있는 상태. 현미 중량의 7%정도가 감소된 쌀.
10분도미		백미. 현미에서 쌀겨와 쌀눈이 거의 제거된 상태. 현미 중량의 10%정도가 감소된 쌀.

 건강에도 좋고 다이어트에도 좋은 쌀 찾기

 포인트 1 **자연 그대로를 먹는 '일물전체'**
백미보다는 현미!

어떤 음식이든 껍질이나 뿌리, 씨까지 버리지 말고 모두 먹자는 일물전체 관점에서 보면 백미보다는 현미가 좋다. 하지만 현미가 먹기 힘든 사람에게 무조건 현미만 먹으라고 무리하게 강요할 생각은 없다. 빵이나 파스타를 먹을 바에는 백미가 훨씬 낫다.

포인트 2

생명이 얼마나 들어 있는가?

백미를 먹는다면 갓 찧은 것을!

백미를 좋아하는 사람은 '갓 찧은' 것을 고르자. 현미를 사서 그 자리에서 도정하면 된다. 이미 도정해서 봉지에 들어 있는 쌀보다도 그 자리에서 찧은 쌀이 '생명'의 관점에서 보면 더 좋다. 집에 간단한 도정기계가 있다면, 언제나 갓 찧은 쌀로 밥을 지을 수 있으므로 이상적이다. 하지만 쌀을 매번 도정해서 먹을 형편이 안 된다면 조금씩 구입해서 먹고, 도정한 지 얼마 안 된 것을 고르도록 하자.

포인트 3

인위적으로 생명과 효소를 죽이지 않았는가?

태양빛을 듬뿍 쬔 자연건조미

통상적으로 벼를 베어낸 다음에는 햇빛에 건조시킨다. 그리고서 '탈곡'이라는 이삭에서 낟알을 털어내는 과정에 들어간다. 태양빛을 듬뿍 쬐어 말린 것을 '자연건조미'나 '햇빛에 널어서 말린 쌀'이라 부른다. 뿌리가 잘린 벼는 건조되는 동안에 줄기에 있는 영양과 생명을 차세대의 희망의 별인 낟알에 집약시킨다.

하지만 자연건조는 날씨에 많이 좌우되며 일손이 부족한 현대농업에는 어울리지 않는다. 그래서 많은 쌀이 출하를 앞당기기 위해 베어낸 다음 곧바로 건조기에 넣어서 건조시킨다. 인공적으로 열을 가하는 방법이므로 '생명'과 '효소'라는 기준에서 보면 좋지 않다. 쌀을 살 때는 가급적 자연건조된 것을 고르자.

나고 자란 땅의 것을 먹자, '신토불이'
항상성을 유지할 수 있는 국산쌀

항상성 유지라는 점을 생각하면 수입쌀은 몸의 기능을 흐트러뜨릴 가능성이 높다. 또한 재배조건에 따라 같은 쌀이라도 모양이나 특성이 다르다. 내가 자란 땅에서 얻을 수 있는 식재료를 먹는 것이 몸에 가장 좋다. 또한 국내 식량주권을 지키기 위해서도, 친환경의 관점에서도 반드시 국산쌀을 먹도록 하자.

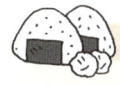

米남米녀를 위한 **건강지식**

잘 여문 쌀은 쥐었을 때 묵직한 느낌이 든다. 윤기가 흐르고 투명하며, 가루가 묻어나지 않는 것이 신선할 쌀이다. 부서진 쌀로 밥을 하면 단면에서 녹말이 흘러 나와 밥맛이 떨어지고, 씻을 때 영양분이 많이 빠져나간다. 쌀을 고를 때는 싸라기가 많이 섞이지 않은 것을 고르자.

맛있고 살이 빠지는
밥 짓기

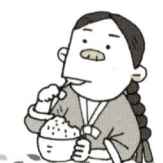

🥚 밥 짓기 전에 쌀을 충분히 불린다

백미에 익숙한 사람은 현미의 식감에 쉽게 익숙해지지 않는다. 우선은 5분도미나 백미와 현미를 섞어 먹으면서 현미 맛에 차츰 익숙해지는 것이 좋다.

물에 불리는 시간을 조절하면 현미밥을 좀 더 맛있게 지을 수 있다. 현미는 물을 잘 흡수하지 못하므로 5~6시간 정도 충분히 불린다. 다시마 한 조각과 소금을 약간 넣어 밥을 하면 밥맛이 더욱 좋아진다. 소금은 쌀에 부족한 미네랄을 보충해주고 다시마는 감칠맛을 더해 준다.

백미와 현미를 섞어 지을 때는 불리는 시간을 잘 조절해야 한다. 백미에 맞추면 현미는 여전히 딱딱하고, 현미에 맞추면 백미는 너무 질척거릴 수 있다. 이때는 현미는 10시간 정도 불리고, 백미는 불리지 않고 섞으면 좋다. 단, '씹는 일'이라는 관점에서 보면 너무 불리지 않은 현미가 이상적이라는 건 말할 필요도 없다.

현미에 생수를 부어 이틀 정도 두면 1~5mm가량 싹이 트는데, 이것이 발아현미다. 발아현미는 백미보다 섬유질이 3배, 칼슘이 5배, 비타민이 5배, 식물성 지방이 2.5배나 더 많다. 현미와 달리 발아현미는 밥맛이 부드럽다.

백미를 씻으면 뿌연 쌀뜨물이 나온다. 쌀이 오래되면 오래될수록 쌀뜨물이 탁하다. 쌀뜨물은 쌀의 '오래된 사체'라고 볼 수 있다. 사람 몸으로 말하면 오래된 각질층이나 때와 같다. 함께 밥을 지으면 냄새가 나므로 백미는 깨끗이 씻을 필요가 있다. 하지만 현미는 쌀뜨물이 잘 나오지 않기 때문에 오래 씻을 필요가 없다. 귀찮은 것을 싫어하는 사람은 현미가 훨씬 편하다고 말할 수 있을지도 모르겠다.

질그릇 냄비에 짓는 것이 이상적

전기밥솥이 아니라 냄비에 밥을 하는 사람도 늘어나고 있는 것 같다. 보다 자연스러운 것을 기준으로 용기를 고른다면, 스테인리스나 알루

미늄보다는 흙으로 만든 질그릇 냄비가 몸에 맞다고 할 수 있다. 압력솥이나 전기밥솥, 전자레인지는 밥을 쉽게 지을 수 있는 문명의 이기지만 원래 자연에는 없던 것이다. 이런 관점에서 보면 질그릇 냄비의 판정승이다. 질그릇에 밥을 지으면 뜸이 고르게 들고 타지 않으며, 쉽게 식지 않는다.

압력솥으로 압력을 가하면 빠르고, 현미밥도 훨씬 부드럽게 지어진다. 하지만 의학박사 스가노 겐이치는 압력솥 사용에 부정적이다. 부자연스럽게 압력을 너무 가하면 미네랄도 부자연스럽게 결정화되고 마는데, 이런 미네랄은 몸에서 사용할 수 있는 상태로 분해하기 힘들어 진다고 한다. 그 결과 결석 등이 생긴다고 주장한다.

밥을 짓는 방법에는 각자 나름대로 요령과 취향이 있겠지만 무리하게 바꿀 필요는 없다. 이상론을 말하자면 장작으로 불을 피워서 질그릇 냄비에 현미밥을 짓는 방법이 최고다. 하지만 현대사회에서 이런 방식은 가능하지도 않고, 이렇게 해서는 밥 해먹는 일이 수행쯤으로 생각될 것이다. 전기밥솥에 짓든 압력솥에 짓든 질그릇 냄비에 짓든, 자신이 오랫동안 지속할 수 있는 방법을 찾아보자.

참고로 나는 일주일에 두세 번은 질그릇 냄비에, 나머지는 압력밥솥에 밥을 짓는다.

의외로 잘 모르는 쌀에 관한 궁금증 Q&A

Q 품종이 같지만 재배지가 다르면 맛도 달라지나?

A 밥맛은 품종과 원산지가 결정한다. 예를 들어 같은 '추청쌀'이라고 해도 경기도 이천에서 재배하면 '이천 추청', 전라도 이남에서 재배하면 '전라도 추청'으로 품종을 구분해 표기한다.

Q 지명을 브랜드화한 쌀은 도정한 곳의 이름을 딴 것이다?

A 지역명을 쓰는 것은 그 지역이 원산지라는 의미다. 쌀의 도정 원리는 모두 같기 때문에 품질과 관련이 없다.

Q 기능성 쌀은 유전자를 변형한 것인가?

A 기능성 쌀은 유전자변형(GMO)이 아닌, 품종개량으로 특수성분을 강화시켰거나 기능 성분을 코팅한 쌀이니 안심하고 먹어도 된다.

- 다이어트 쌀: 일반 쌀에 비해 섬유질을 세 배 이상 많이 함유하고 있는 쌀로, 고아미 2호·3호가 있다.
- 키 크고 머리가 좋아지는 쌀: 성장 및 대사 작용에 꼭 필요한 라이신을 많이 함유하고 있는 쌀로, 하이아미와 영안벼가 있다.
- 미네랄 쌀: 칼슘과 철분, 미네랄 함량이 높아 성장기 어린이와 여성, 노인 건강에 좋은 쌀로, 고아미 4호가 있다.

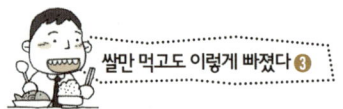
출산 후 5개월 만에
D라인에서 S라인으로!

● 32살 / 여성 / 주부

미혼일 때는 결혼한 여성들이 '애 하나 낳고 몸매가 망가졌다'라고 하면, 크게 공감하지 못했어요. 자기 관리에 소홀해 놓고선 책임을 아기한테 돌리는 무책임한 엄마라고, 속으로 욕하기도 했고요. 그런데 막상 아이를 낳고 보니 저 역시 남들과 다르지 않더라고요. 임신 전 50kg이었던 몸무게가 임신하면서 68kg까지 늘었습니다. 건강한 아이를 낳아야한다는 생각에 몸에 좋다는 음식을 아주 적극적으로 챙겨 먹었거든요. 처녀 때처럼 운동을 열심히 하고 독하게 먹는 것을 줄이면 금방 원래 몸매로 돌아갈 거라 생각지요.

그런데 산후조리와 모유수유 때문에 운동도 식사 조절도 독하게 할 수가 없었습니다. 끼니를 거르면 바로 젖이 줄어 아기가 고생하고, 러닝머신에서 가볍게 달리기만 해도 관절이 너무 아파서 5분도 채 버틸 수 없었어요. 애를 낳고도 임산부복을 벗을 수 없는 제 모습에 화도 나고 자신감도 없어지고……. 반면 비슷한 시기에 임신한 연예인들은 출산하자마자 처녀 때보다 더 날씬해진 모습으로 나타나서 저를 더 우울하게 만들었습니다.

다행히 산후우울증으로 발전할 위험한 상황에서, '쌀 다이어트'를 알게 됐습니다. 친한 언니가 서너 달 전부터 변비에 좋다고 해서 쌀을 현미로 바꾸고 하루 세 끼를 꼬박꼬박 챙겨먹었다고 합니다. 그러자 변비와 피부 트러블이 싹 사라지고, 의도하지 않았는데도 한 달 만에 몸무게가 5.5kg이나 줄었다고 했습니다. 아랫배가 늘 심하게 나왔던 사람이었는데, 제 눈에도 똥배가 있었나 싶게 날씬해지고 피부도 매끈해졌더라고요.

효과가 100% 믿겨지는 건 아니었지만, 다른 대안도 없으니 도전하기로 했습니다. 현미보다 식감이 좋은 발아현미로 바꾸고, 세 끼를 꼬박꼬박 먹었습니다. 밥은 한 공기 가득! 언니 말에 의하면 살이 빠진 원인은 딱 하나 밥이라는데 밥을 줄이면 안 되잖아요.

쌀 다이어트의 효과를 가장 먼저 본 사람은 제가 아닌 아기였어요. 들쑥날쑥하던 모유 양이 일정해졌고, 아토피가 몰라보게 사라졌어요. 저 역시 일주일 뒤 2.4kg이 줄었습니다. 성에 차는 수치는 아니었지만 욕심은 금물이잖아요. 조급함을 버리자, 놀라운 결과가 나타났습니다. 매주 살이 조금씩 빠져서 한 달 뒤에 총 11kg이 빠졌어요. 이쯤에는 운동하는 것도 힘들지 않게 돼서, 이후에는 요가와 쌀 다이어트를 병행했어요. 다시 한 달 뒤 9kg이 빠져 48kg! 임신 전보다 더 날씬해졌습니다. 또 신기한 게 이후에는 지난 두 달처럼 체중이 막 줄지는 않더라고요. 쌀 덕분에 후덕한 D라인에서 탈출! 완벽한 S라인으로 거듭났습니다.

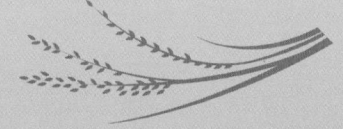

쌀·다·이·어·트

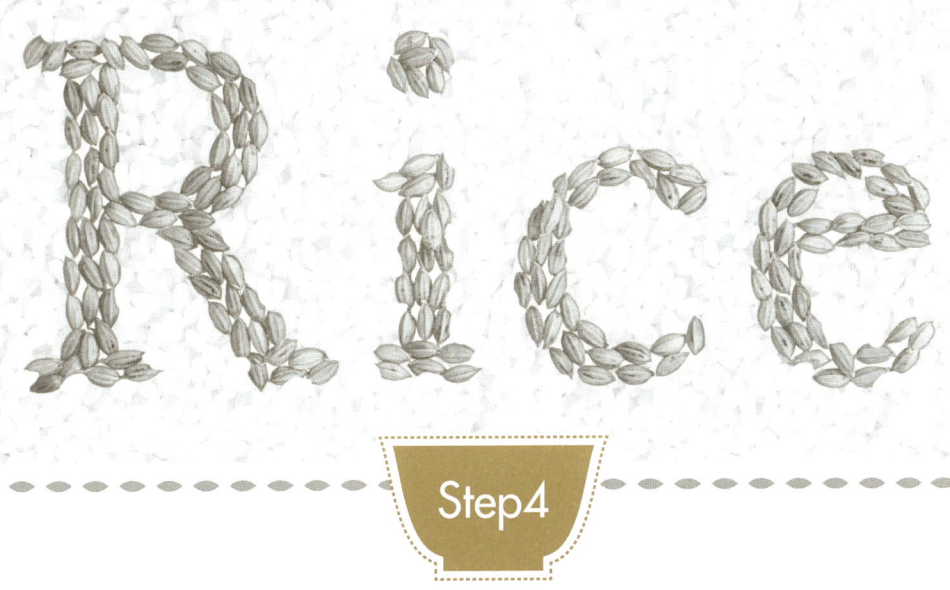

영양은 채우고 지방은 태우는,
밥의 친구들

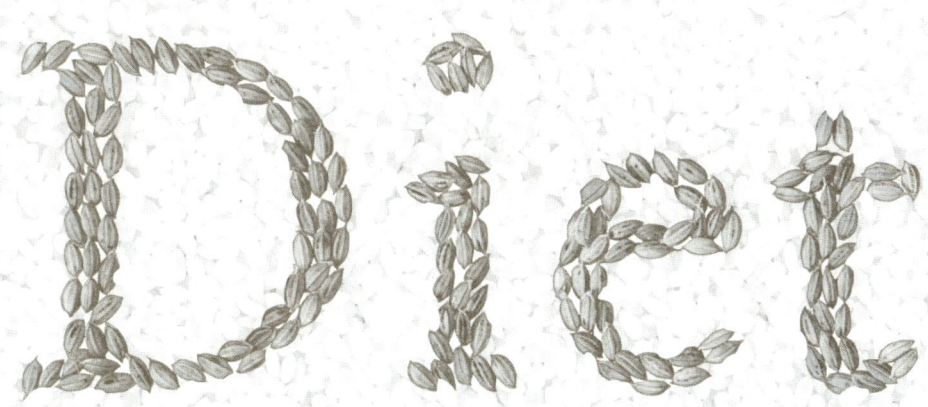

바닷물은 최고의 다이어트 보조제

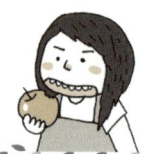

🐚 완벽한 그에게 부족한 딱 하나

지금까지 쌀은 다이어트와 건강을 위한 최고의 식재료라고 이야기했다. 그런 쌀에도 딱 한 가지 약점이 있다. 단, 약점이라 해도 쌀의 독보적인 우수함을 뒤집을 만큼 결정적인 것은 아니다. 완전무결한 다이어트 식재료를 지향한다고 했을 때, 쌀은 '미네랄'이 약간 부족하다.

'현미라면 미네랄도 풍부하지 않나?'라고 의아하게 생각하는 사람도 있을 것이다. 확실히 현미에는 미네랄이 풍부하게 들어 있다. 우리 몸에 필요하다고 여겨지고, 부족하기 쉬운 필수미네랄은 약 20가지다. 일반적으로 주요 미네랄이라고 알려진 것이 칼슘, 인, 칼륨, 유황, 염소, 나트륨, 마그네슘이다. 하루 필요섭취량이 100mg 미만으로 미량원소라고 불리는 것이 아연, 크롬, 코발트, 셀레늄, 철, 구리, 망간, 몰리브덴(수연), 요오드다.

이 중에서 몇 가지 미네랄이 들어 있다고 해서 '완벽한 미네랄 보급 식품'이라고 표현하기에는 무리가 있다. 쌀에는 칼륨, 칼슘, 인, 철, 마그네슘 등 9가지 미네랄이 들어 있다(79쪽 '쌀의 영양성분' 참조). 그리고 백미보다도 현미에 더 많은 미네랄이 들어 있다. 하지만 9가지를 제외한 나머지 미네랄은 약간 부족하다고 할 수 있다.

당신이 모르는 미네랄

미네랄 이야기를 조금 더 해보자. 생물체를 구성하는 원소 중에서 탄소·수소·산소 등의 3원소를 제외한 원소를 무기질 또는 미네랄이라고 부른다. 미네랄은 단백질, 지방, 탄수화물, 비타민과 함께 5대 영양소의 하나로, 인체 내에서 여러 가지 생리활동에 참여하고 있다. 현재 알려져 있는 것만 해도 100종류 이상이며, 인체의 구성과 생리작용에 필요한 미네랄은 70종류 이상이 확인되고 있다. 다시 말해 아직 그 역할이나 작용을 밝혀내지 못한 극미량의 미네랄까지 합친다면, 항상성을 유지하기 위해서는 아주 많은 미네랄이 작용하고 있을 것이다. 비타민조차도 그 존재가 발견된 것은 불과 100년 전이다. 미량의 미네랄의 효과까지 밝혀지는 데는 상당한 시간이 걸릴지도 모른다.

그래서 우리 몸에 필요한 모든 미네랄을 하나씩 챙겨 먹는 건 무리다. 또한 과다섭취 때문에 반대로 건강을 해치게 될 수도 있다. 그렇다면 많은 미네랄을 균형 있게 섭취하기 위해서는 어떻게 해야 할까? 그 답은 자연계에 숨어 있다.

🥚 우리 몸과 미네랄 밸런스가 같은 바닷물

자, 그럼 여기서 문제를 하나 내보자. '미네랄 밸런스가 좋다'는 건 무슨 뜻일까? 세포 작용의 효율을 높이기 위한 절묘한 양의 미네랄 밸런스가 있다. 부족해도 몸에 이상이 생기고, 한 종류만 지나치게 많아도 폐해가 생긴다. 모든 종류의 미네랄이 고르게 분포해 상호작용이 잘 될 수 있는 상태를, 미네랄 밸런스가 좋다고 말할 수 있다.

우리 몸에 최적의 미네랄 밸런스를 가진 식재료가 자연계에 존재하고 있다. 그것은 바로 '바닷물'이다. 사람의 혈액이나 조직액과 바닷물의 주요한 미네랄 밸런스는 아주 비슷하다. 어머니 뱃속에 있을 때 우리를 감싸줬던 양수도 바닷물과 미네랄 밸런스가 유사하다고 한다. 그에 반해 세포 속의 미네랄 밸런스는 전혀 다르다.

생명의 기원은 바다에서 시작되었다. 바다 속의 아주 작은 단세포생물에서부터 진화를 거듭해 인간이 태어났다고 한다면, 세포를 제외한 우리 몸속의 수분이 바닷물과 비슷한 것도 고개가 끄덕여진다. 세포를 잘 활동하게끔 하는 피나 조직액과 밸런스가 같다면, '몸에 맞는 밸런스'라고 할 수 있다. 이것이 바로 바닷물의 미네랄 밸런스다.

🔔 가장 이상적인 음식은 '현미소금주먹밥'

쌀에는 미네랄이 약간 부족하므로, 미네랄이 풍부한 소금을 넣어 먹으면 영양학적으로도 아주 훌륭한 식사가 된다. 거기에 단백질이 풍부한 된장국을 곁들이면 완벽하다. 밥만 있으면 굳이 영양 밸런스를 요모조모 생각해서 메뉴를 만들지 않아도 된다. 소금 간을 한 주먹밥 하나면 최고의 영양식이 탄생한다.

이 '현미소금주먹밥'의 힘은 나도 직접 체험했다. 7년쯤 전에 도호쿠 지방에서 홀로 등산을 한 일이 있다. 물론 취사도구나 침낭 등의 장비는 나름대로 갖추고 있었다. 단, 갖고 있던 식재료는 그리 많지 않았다. 쌀과 소금이 전부였다. 사람의 발길이 닿지 않고 자연이 고스란히 보존되어 있는 야생의 자연에 매혹되어 산을 오르다 문득 깨닫고 보니, 지금 내가 어디에 있는지를 전혀 알 수 없었다. 이른바 '조난'을 당한 것이었다.

그 뒤로 일주일 동안 산속을 계속 헤매고 다녔다. 갖고 있던 쌀과 소금을 조금씩 먹었고 그밖에는 들풀을 조금씩 뜯어먹은 정도였다. 해가 떠 있는 동안에는 거의 하루 종일 움직였음에도 불구하고, 이상하게도 체력은 떨어지지 않았고 심지어 감각이 더 예민해졌다. 덕분에 겨우 사람이 다니는 길을 발견하여 혼자 힘으로 산을 무사히 내려올 수 있었다.

당시 나는 다양한 식재료의 특성이나 자연요법을 배우기 위해 일본 각지를 떠돌아다니고 있었으므로, 일주일 이상 연락이 없어도 주변 사람들이 걱정하지 않았다. 당연히 내가 조난당한 것을 아무도 알아차리지 못했다. 내가 살아 돌아올 수 있었던 것은 쌀과 소금과 물이 있었기 때문이었다.

이 사건으로 나는 사람은 쌀과 소금과 물만 있으면 살 수 있음을 뼈저리게 느끼게 되었다. 물론 체중이 5kg 정도 줄었다. 하지만 '조난 다이어트(?)'는 위험하므로 부디 흉내 내지 말기 바란다.

먹고 싶은 것, 맛있는 것, 편리한 것이 이 세상에 넘쳐난다. 하지만 '진정 호화로운 식사'란 과연 무엇일까? 고급 식재료를 사용한 식사나 유명한 요리사가 만든 요리가 호화로운 식사일까? 나는 '값비싼 식사가 아니라 몸이 진정으로 기뻐하는 식사야말로 진정한 호화로움이 아닐까?'하고 생각한다.

몸이 기뻐한다는 것은 항상성을 유지하고 체력, 지력, 기력을 확실하게 보충해주는 것이다. 내가 조난 당했을 때 먹었던 현미소금주먹밥이야말로 진정 호화로운 식사가 아니었을까, 하고 생각한다.

약이 되는 소금,
독이 되는 소금

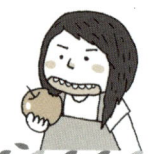

🧄 식용 소금 VS 공업용 소금

인간에게 가장 좋은 미네랄 밸런스를 갖춘 것이 바닷물이라고 이야기
했다. 그리고 이것을 원료로 한 식재료가 바로 '소금'이다. 소금은 우
리에게는 아주 친숙한 식재료이자, 옛날부터 먹어온 것이므로 항상성
을 유지하는데도 도움이 된다. 바다로 둘러싸여 있기 때문에 질 좋은
국산 소금이 풍부하다. 그래서 '신토불이' 관점에서 봤을 때도 소금은
우리 몸에 이롭다.

하지만 오늘날에는 소금이라면 어떤 것이든지 좋다고 말하기 힘든 현
실이 되어버렸다. 왜냐하면 바닷물을 그대로 건조한 '식용 소금'과 정
제해서 염화나트륨 이외의 미네랄을 모두 제거한 '공업용 소금'이 있

기 때문이다.

'건강을 위해서 소금을 줄이자'고 많이들 이야기한다. 확실히 염분, 특히 염화나트륨만을 너무 많이 섭취하는 건 좋지 않다. 하지만 소금 섭취가 해롭다고 경고하는 까닭은, 우리가 특히 공업용 소금을 너무 많이 섭취하고 있기 때문이다.

🐚 짠맛을 낸다고 다 같은 소금이 아니다

그럼 바닷물은 무엇으로 이루어져 있을까? 크게 세 가지로 나눌 수 있다. 바닷물의 96.5%를 차지하는 것은 물이다. 물을 제거하면 남는 것이 '소금'과 '간수'다. 바닷물이라는 원재료는 같더라도 만드는 법에 따라 소금은 크게 달라진다. 바닷물에 가까울수록 몸에 좋은 소금이다.

하늘과 태양과 바람이 만든

| 천일염 |

천일염(天日鹽)은 이름처럼 하늘, 태양, 바람이 만들어내는 소금이다. 바닷물을 염전으로 끌어들여, 햇볕을 쬐면 물은 증발되고 소금만 남는다. 이렇게 얻은 소금은 뜨거운 햇볕과 바람으로 해로운 물질을 증발시켜 미네랄이 풍부하다. 생명의 근원인 바닷물을 끌어들여 우주의 근본 에너지인 햇볕과 바람으로 만들었기 때문

에 몸에 좋은 미네랄 밸런스를 갖췄다.

정제염은 끝맛이 인상을 찡그리게 만드는 쓴맛인데 반해, 미네랄이 많이 들어간 천일염은 끝맛이 깊고 풍부하다.

육지로 솟아오른 바닷물이 굳어진

돌소금
(암염) 최근 건강식품으로 새롭게 유행하는 것이 '돌소금'이다. 돌소금은 원래 바다였던 곳이 지각변동으로 육지로 변한 뒤 물은 마르고 소금만 남아 돌처럼 굳은 것이다. 돌소금의 특징은 요리용으로 적합하다는 것. 각각의 미네랄이 결정화된 시기가 다르고 땅속에서 오랜 세월을 보냈기 때문에, 돌출된 층에 따라 함유된 미네랄 밸런스가 다르다. 마그네슘이 쓴맛, 칼슘이 단맛 등 각각의 미네랄은 맛의 차이가 있다. 그래서 돌소금은 종류에 따라 맛에 개성이 있다. 하지만 돌소금은 대부분 수입품이다. 바다가 먼 지역에서는 이런 돌소금을 이용하는 것이 좋겠지만, 우리 몸에는 우리 바다에서 얻은 천일염이 더 잘 맞는다.

천일염을 물로 씻어내 만든

꽃소금 꽃소금은 천일염이나 돌소금을 물에 녹여 한 번 씻어낸 다음 다시 결정화시킨 것이다. 이것은 섞여 있는 모래나 이물질을 걸러내기 위한 작업이다. 소금입자가 곱고 균일해서 요리할 때 편리하지만, 비타민이나 미네랄 성분이 제거되어 영양면에서 천일염보다 떨어진다.

미네랄이 모두 제거된 염화나트륨 99%

정제염 　공업용 소금이란 어떤 소금일까? 대표적인 것이 우리 주변에서 가장 많이 사용되고 있는 '정제염'이다. 보슬보슬하고 새하얀 것이 특징이다. 정제염은 바닷물을 전기분해해서 순도 높은 염화나트륨을 추출하는 '이온교환막제염법'이라는 특수한 방법으로 만든다. 이물질이 거의 들어 있지 않으며, 이 공정에서 염화나트륨 이외의 미네랄도 모두 제거되고 만다. 그래서 바닷물과는 미네랄 밸런스가 전혀 다르다.

그런데 왜 염화나트륨 이외의 미네랄을 제거했을까? 소금은 화학공업 등의 분야에서도 사용된다. 공업용으로 사용할 소금은 염화나트륨 이외의 미네랄이 들어 있으면 방해가 된다. 정제염은 염화나트륨의 순도가 높을수록 상등품이 된다. 더구나 깨끗하게 보이기 위해 처리과정에서 표백제를 넣기도 한다. 우리가 즐겨먹는 맛소금은 정제염에 화학조미료를 더한 것이다. 정제염은 값이 저렴해 라면, 장류, 제과에 널리 사용된다.

세계보건기구에서 제시한 정제염의 하루 권장섭취량은 5g이다. 그 이상을 섭취할 경우 고혈압, 당뇨, 부종, 심부전증 등 각종 질환을 유발할 수 있다.

👆 몸에 좋은 소금을 고르는 법

경계해야할 것은 소금의 지나친 섭취보다는 우리가 흔히 먹는 소금이 정제염이나 맛소금과 같은 공업용 소금이라는 것이다. 몸에 꼭 필요한 미네랄을 모두 없앤 정제염에는 오로지 짠 맛만이 남았다.

미네랄은 우리 몸에 없어서는 안 되는 필수영양성분으로 어린이 성장은 물론 뼈와 치아 형성, 신경과 근육 기능의 조절에 중요한 역할을 한다. 마그네슘, 칼륨, 칼슘 등 인체에 이로운 각종 미네랄 성분을 염화나트륨과 함께 섭취할 경우 염화나트륨만 섭취했을 때보다 체내의 스트레스 반응이 떨어진다. 그래서 소금 섭취를 줄이려고 필사적으로 노력하기보다는 미네랄 밸런스가 좋은 '식용 소금'을 고르는 일이 훨씬 더 중요하다.

소금을 살 때는 바닷물에 가까운 것을 고르자. 형태를 놓고 보면, 새하얗고 보슬보슬한 것보다 축축한 느낌이 있는 것이 바닷물에 가깝다고 할 수 있다. 양질의 천연소금은 습도가 높은 곳에 놓아두면 바닷물과 같은 상태로 돌아가 버릴 정도로, 바닷물에 가깝다.

하지만 질 좋은 천연소금을 만들려면 엄청난 수고가 따른다. 바닷물을 가두고 수분을 건조시키는 과정 등 일일이 사람 손을 거쳐야하며, 습도와 일조량 등 날씨에 큰 영향을 받기 때문에 생산 비용이 높아질 수밖에 없다. 소금이 들어가지 않는 음식은 없다. 싸고 편리한 것만 찾을 것이 아니라, 정당한 대가를 지불하고 제대로 된 것을 구입하는 것. 그것이 건강을 생각하는 현명한 소비다.

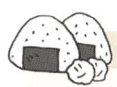 米남米녀를 위한 **건강지식**

와인뿐만 아니라 소금도 오래 묵힌 것일수록 맛이 좋다. 천일염에 함유된 염화마그네슘, 황산마그네슘 및 황산칼슘 등 황 화합물을 제거하지 않으면 소금에서 쓴맛이 난다. 그래서 구멍 뚫린 항아리나 물이 밖으로 빠져나갈 수 있는 자루에 소금을 넣고 삼년 이상 간수를 빼면 쓴맛이 없고 보송보송한 소금이 탄생한다.

자연계에 있는 그대로 먹어야 살이 잘 빠진다

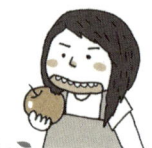

🐚 요리를 잘하는 사람일수록 살이 빠지지 않는다

요리를 좋아하고 잘하는 사람, 그리고 일본음식을 좋아하는 사람은 얼핏 살이 빠지기 쉬울 거라 생각할지 모르겠다. 하지만 이런 사람들은 오히려 살이 잘 빠지지 않는다. 이들은 '생명'의 개념, 말하자면 '일물전체'와 '효소'를 소홀히 대하기 때문이다.

요리를 좋아하는 사람이나 잘하는 사람은 소재의 맛을 끌어내기 위해서 기본적으로 재료 손질을 확실하게 한다. 맛이 잘 스며들도록 여러 모로 연구를 하거나 푹 삶기도 한다. 열에 약한 효소는 가열하면 죽어버리므로 공들여 요리를 하면 식재료의 생명을 빼앗아버리게 되는 셈이다.

또한 요리를 잘하는 사람은 날마다 반찬을 바꿔 만든다. 그 결과 부식인 반찬의 비율이 높아지고, 주식인 쌀의 비율이 적어진다. '귀찮으니까 반찬은 하나면 됐어', '요리하는 것이 귀찮으니까 야채는 그냥 생으로 먹자'라고 생각하는 게으른 사람이 오히려 생명과 쌀 섭취의 관점에서 보면 더 낫다고 말할 수 있다.

일본음식은 어떨까? 먼저 일본음식의 조리순서를 생각해보자. 야채는 껍질을 말끔히 벗기고, 최고로 맛있고 영양이 풍부한 부분을 도려낸다. 또 익혔을 때 모양이 망가지지 않도록 모서리를 깎아내기도 한다. 맛을 좋게 하기 위해 쓴맛을 우려내거나 가열하기도 한다. 섬세하고 맛이 담백한 일본음식은 일부러 시간과 정성을 들여서 잡맛과 더불어

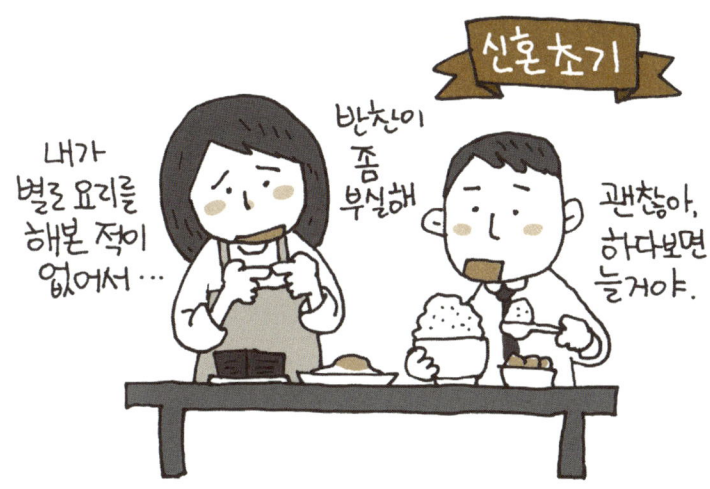

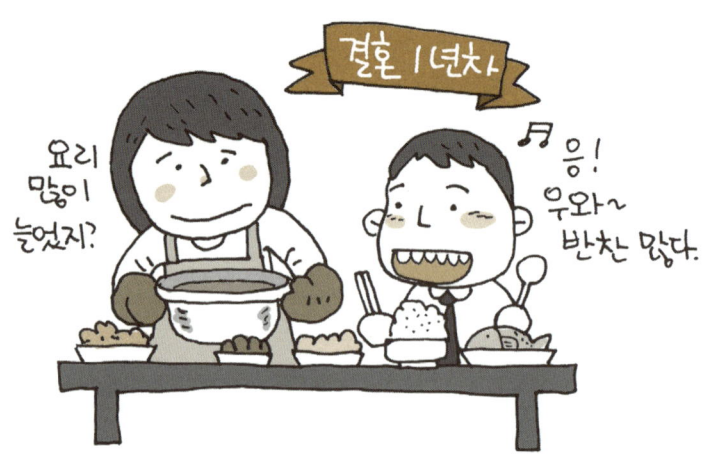

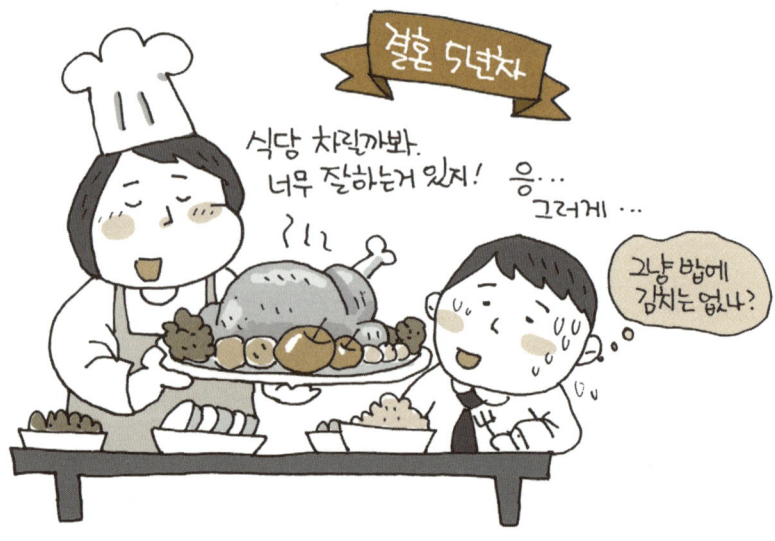

생명을 버리도록 만들고 있는 것이다.

또한 일본음식은 연회나 손님 접대 등 특별한 날 먹는 요리를 중심으로 발전해왔다. 코스형 정식 요리는 '전채'로 시작해 반찬부터 차례로 먹게 된다. 결국 마지막에 밥이 나올 무렵에는 배가 불러서 밥을 남기게 된다. 일본음식이 이렇게 특별한 날을 위한 '요리 예술'로 발전하게 된 것은, 일상적으로 먹는 평범한 식사에서 쌀을 충분히 섭취하고 일물전체를 먹음으로써 생명을 얻을 수 있었기 때문이다.

🧄 가장 이상적인 식재료는 자연계에 있는 그대로

식재료는 자연계에 있는 그대로의 모습을 먹는다는 것이 일물전체의 생각이다. 야채나 과일은 껍질을 벗기지 않고 그대로 먹는다. 또 가열하거나 자르거나 하지 않는, 요컨대 조리하지 않은 상태에서 먹는 것이 이상적이다.

하지만 그렇다 해도 토란을 껍질째 먹고 호박을 날로 먹는 것은 솔직히 말해서 비현실적이다. 쌀도 낱알 그대로 와작와작 먹는 사람은 없을 것이다. '적용 가능한 범위에서 가능한 한 통째로 먹는다'는 생각을 가지고 요리를 하거나 먹으면 그만이다. 우엉이나 당근, 감자 등은 잘 씻어서 껍질을 벗기지 않고 요리하는 정도면 된다.

'제철 식재료'라는 말이 있다. 이것은 계절에 따라 가장 맛있고 풍성하게 수확되는 시기의 식재료를 말한다. 예를 들면 여름에는 수박, 겨울에는 귤, 이런 식으로 계절에 맞는 제철 식재료가 존재한다. 물론 살고 있는 땅에 따라 제철 식재료는 다르지만, 그 땅에서 자란 식재료를 가장 좋은 시기에 먹는 것이 최고다. 결과적으로 여름에는 몸을 식혀주는 작용이 있는 수박을 먹음으로써 더운 여름을 넘기는 등, 자연은 계절에 가장 알맞은 먹을거리를 생산하게끔 되어 있다.

또한 제철 야채와 과일은 다른 시기에 수확한 것보다도 맛이 진하고 영양가도 높다. 그리고 값도 싸다.

오늘날에는 농업기술과 유통이 발달해서 언제 어디서나 무엇이든 살 수 있게 되었다. '제철'이라는 개념이 점점 사라지고 있는 건 유감이다.

밥에 발효식품을 더하면 완전무결!

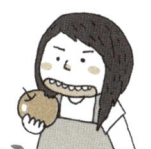

 밥, 국, 반찬 하나. 소박하지만 완전한 한 상

쌀에 부족한 미네랄은 천연소금으로 보충할 수 있다. 현미소금주먹밥은 최적의 음식이라고 할 수 있다. 하지만 약간의 재미를 덧붙이지 않는다면 식사 자체가 너무 지루해지고 말 것이다. 그래서 등장시키고 싶은 것이 '발효식품'이다.

발효식품을 더하면 맛의 변화뿐만 아니라 밥을 지을 때 열로 빼앗기는 효소를 보충할 수 있어 좋다. 물론 효소는 생 야채나 과일로 보충해도 상관없다. 그러나 밥과의 궁합을 생각하면 발효식품이 가장 좋다. 된장이나 간장, 김치, 젓갈, 장아찌 등의 발효식품은 역사가 오래되었다.

물론 요구르트나 치즈 등도 발효식품이지만 유제품은 우리 몸에 부담이 되기도 한다. 유제품은 민족적으로, 역사적으로 먹은 지 얼마 되지 않은 새로운 식재료이기 때문이다. 실제로 유제품을 먹으면 배가 아픈 '유당불내증'인 사람이 아직도 많다. 유당을 소화하는 효소인 락타아제의 분비가 적기 때문이라는 설도 있지만, 우리가 유제품을 본격적으로 먹기 시작한 것은 요 몇 십 년의 일이므로 몸이 낯설어 하는 것도 당연하다고 본다.

그런 점에서 된장이나 간장, 김치, 젓갈, 장아찌 등은 옛날부터 먹어온 전통식으로 우리 몸에 잘 맞는다. 발효식품에 풍부하게 들어 있는 유산균은 위장에 있는 해로운 균의 성장을 억제하고 수를 줄여 면역력을 키워준다. 또한 외부 유해물질에 반응하고, 암세포를 공격하는 것으로 알려진 '내추럴 킬러 세포'의 기능을 증진시켜 몸의 방어 기능을 높인다. 발효식품은 항암 효과도 우수하다.

현미밥에 된장국과 김치, 장아찌 등 지난 몇 백 년간 먹어온 식사가 사실은 완벽한 다이어트식이었다. 고기, 생선, 야채, 유제품 등 균형 잡힌 반찬을 생각할 필요는 없다. 다이어트의 진수는, 우리가 '변변찮은 식사'라 부르는 평범한 식단 속에 있다.

쌀과 발효식품으로 차린 소박한 한 상이야말로 진정 호화로운 식사라 말할 수 있다. 그 내용은 검박하지만 영양과 기능면에서는 결코 변변찮은 것이 아니다. 우리가 옛날부터 먹어온 전통적인 것이며, 항상성을 흐트러뜨리는 요소도 들어 있지 않다.

여기서 된장국이라는 것이 중요한 포인트다. 된장의 주원료인 콩이 쌀에서 부족한 영양을 확실하게 보완해주고 효소도 미네랄도 보충할 수 있다. 된장은 내장에 부담을 주지도 않고 다이어트와 노화방지에도 효과적이다.

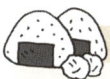 米남米녀를 위한 **건강지식**

청국장은 고구려의 옛 영토인 지금의 만주지방에서 처음 먹기 시작했다. 기마 민족들은 단백질을 쉽게 섭취하기 위해 콩을 삶아서 말안장 밑에 넣고 다녔는데, 말의 체온에 의해 자연발효된 것이 지금의 청국장이다. 발효할 때 생기는 고초균은 장내 부패 세균이 자라는 것을 막고, 혈압과 암세포 증식을 억제하는 효과가 있다.

 무리하게 영양균형을 따지다보면 과식으로 이어져

'그렇게만 먹으면 배가 고프지 않을까?'하고 걱정할 필요는 없다. 제대로 꼭꼭 씹어 먹기만 하면 포만중추가 자극되어, 기대했던 것 이상으로 포만감을 느낄 것이다. 사찰의 스님들은 이런 식사로 건강을 유지한다.

패스트푸드와 가공식품이 넘쳐나던 1985년에 국민들의 식생활이 편

중되는 것을 개선하고자, 후생성은 '하루에 30가지 식품을 챙겨 먹자'고 제안했다. 하지만 2000년에는 '하루 30가지' 운동이 자취를 감췄다. 30이라는 숫자에 얽매이다보니 이번에는 과식이 염려되는 상황이 되었기 때문이다. 정말로 중요한 것은 식품의 종류나 가짓수가 아니라 '무엇을 어떻게 먹을까?'의 문제다.

이것도 먹어야 하고 저것도 먹어야 한다는 생각에 사로잡혀 있으면 결과적으로 너무 많은 양을 먹게 된다. 이래서는 위에 부담을 주게 될 뿐이며, 건강하고 날씬한 생활과는 거리가 멀어지게 된다. 또 기껏 균형 잡힌 식사를 준비했어도 시간에 쫓기다보면 음식의 맛을 즐길 틈이 없이 위에 집어넣기 바빠질 뿐이다. 신선하고 자연에 가까운 좋은 식재료를 먹는다면 가짓수가 적더라도 충분히 건강해질 수 있다.

변하지 않는 먹을거리일수록
몸에 해롭다

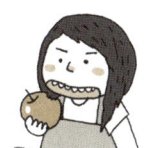

 사랑도 맛도 변하는 것이 순리다

앞서 밥과 함께 효소가 듬뿍 든 발효식품을 권했다. 된장이나 김치, 장아찌 등의 발효식품은 살아 있는 식품이다. 효소가 들어 있기 때문에 시간이 지나면 발효가 진행된다. 그래서 맛이나 형태가 차츰 변하는 것은 당연한 일이다.

장아찌를 샀는데 한 달이 지나도 맛이나 모양이 변하지 않는다. 그럼 그 장아찌에는 효소는 거의 없고 대신에 보존료나 산화방지제 등의 첨가물이 듬뿍 들어 있는 것이다. 이런 식품에는 생명이 없다.

된장에 무나 깻잎 등 채소를 넣어 놓으면 된장의 효소가 생명을 키워 채소가 맛있게 절여진다. 하지만 맛있던 장아찌도 시간이 지나면 그

맛이 변한다. 천연발효해서 시간 단위로 맛과 형태가 바뀌는 것이 원래의 모습이며, 그것은 '생명'이 담겨 있다는 증거다.

그러나 시판되는 도시락에 많이 들어 있는 무장아찌나 단무지는 어떤가? 아무리 시간이 지나도 색깔이나 맛이 거의 변하지 않는다. 좀 소름끼치지 않는가? 발효식품은 다 좋은 것이 아니라, 살아있는 발효식품이라야 몸에 좋다.

상온보존이 가능한 식품에는 생명이 없다

또한 상온보존이 가능한 식품에는 생명이 거의 없다고 생각하자. 살아 있는 것은 반드시 변한다. 예를 들면 감자는 잘라 놓으면 뽀얗던 단면이 점점 갈색으로 변하고 쪼글쪼글해진다. 그러나 즉석식품이나 과자 등은 시간이 지나도 변하지 않다. 식빵은 또 어떤가. 유통기한을 3, 4일이나 넘겨도 곰팡이 하나 생기지 않고 멀쩡하다.

이렇게 변하지 않는 식품들은 이른바 '죽어버린 식재료'다. 오늘도 내일도 맛이 변하지 않는 것은 항상성을 무너뜨린다. 그 결과 건강을 해치게 되고 살이 빠지지 않는 몸이 되어간다.

식품의 상태를 처음 그대로 변하지 않게 하는 일은 외식산업이나 유통업에 있어서는 중요한 과제다. 하지만 오로지 편리성과 이익추구에

만 휘둘리면 위태롭게 버티던 우리 몸은 어느 한 순간 와르르 무너질
수도 있다.

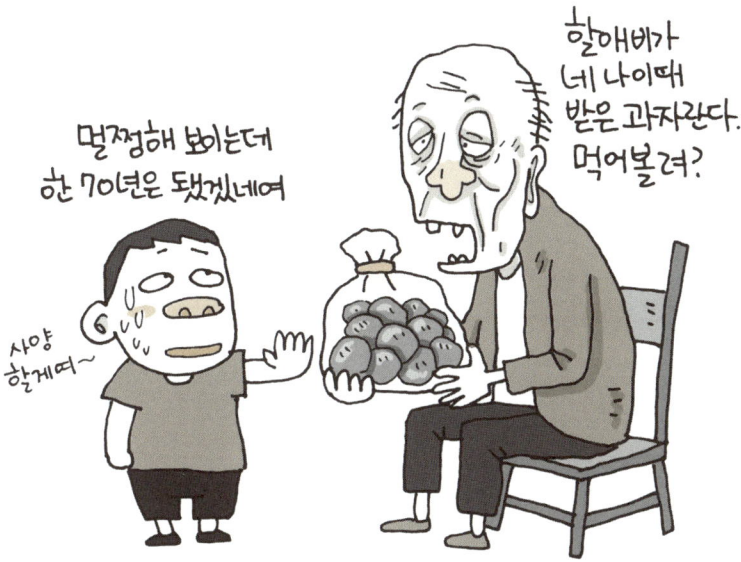

자꾸 생각나는 맛 이면에는 중독성이 있다

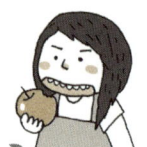

 자꾸자꾸 먹고 싶어지는 맛의 정체

기름과 화학조미료에 관한 무시무시한 이야기를 하나 해보자.

정제유나 화학조미료, 정제소금, 백설탕은 체내에서의 흡수가 아주 빠르다. 이런 정제 식품들은 분자가 작아서 혀의 미뢰 세포에 바로 침투한다. 씹지 않아도 먹으면 곧바로 맛있다고 느껴지는 식품은 중독성이 강하다.

우리 몸속에는 몸이 필요로 하는 많은 종류의 영양소를 받아들이기 위한 각각의 그릇이 있다. 그리고 그릇이 골고루 채워지면 몸이 '이제 충분하다'고 알린다. 그런데 정제한 식품을 먹으면 하나의 그릇은 넘쳐나도 채워지지 않은 그릇이 많이 있기 때문에 몸은 계속 '아직도 부족하다'고 호소한다.

이런 정제식품은 먹은 다음 곧장 다시 먹고 싶어지거나, 점점 더 많은 양을 섭취하게 한다. 그 결과 몸의 균형이 무너지고, 나도 모르는 사이에 다시 찾게 되는 경향이 있다. 미각을 마비시킬 뿐만 아니라 중독되게 만드는 일종의 마약과 같은 것이다.

'자꾸자꾸 먹고 싶어지는 맛', '돌아서면 생각나는 맛'이라고 광고하는 식품이 많다. 과자, 음료, 인스턴트 식품들. 무심코 이런 식품을 먹는다면 이미 중독이 시작되고 있다는 증거다. 이것을 끊지 않는 한 항상성은 완전히 원래대로 돌아오지 않는다.

'정백', '정제'라는 과정을 거친 식재료는 색깔이 하얗게 된다. 현미는 백미로, 흑설탕은 백설탕으로, 천연소금은 정제염으로……. 쌀이나 밀 같은 곡물은 표면을 깎아내는 단순한 과정만 거치므로, 정제했다고 해서 독이 있다고 잘라말 할 수 없다. 하지만 좋은 것을 완전히 제거해버린다는 사실에는 변함이 없다. 단, 수입밀은 포스트 하베스트라는 농약 문제가 있으므로 독성이 있다고 해도 틀린 말은 아니다.

🥚 화학물질로 투명하게 하얗게, 공포의 백설탕

이처럼 우리가 입에 넣는 많은 것들이 일물전체 관점에서 상당히 빗거나 있다. 문제는 백설탕이다. 달콤한 과자뿐만 아니라 청량음료나 가공식품에 많이 사용되고 있다. 성분표시를 보면 '설탕'인 주원료인 식품이 예상외로 많다. 너무나 많은 식품에 사용되고 있기 때문에 설탕을 배제하는 것이 어려울 정도다.

그런데 이 백설탕이야말로 만드는 과정에서 만행이 저질러지고 있다. 설탕은 사탕수수나 사탕무 등의 원재료를 끓여 결정화시킨다. 이 중간 단계의 것이 흑설탕이나 첨채당(사탕무로 만든 설탕)이다. 이들은 미네랄이 풍부하여 항상성을 흐트러뜨리지 않는다. 백설탕은 많은 약품을 사용해서 정제한다. 아황산이나 아황산 가스를 사용해서 이물질을 걸러내고, 붕산납이나 염산으로 투명하게 만들고, 미네랄이나 비타민을 제거하고 염산이나 무기산을 사용하여 표백한다. 이처럼 새하얀 설탕의 이면에는 많은 약품의 위험이 도사리고 있다.

백설탕은 일물전체의 정반대 지점에 있다. 생명도 없고, 쓸데없는 약품을 엄청나게 사용하고 있어 항상성을 완전히 무너뜨린다.

이미 중독이라고 자각하고 있는 사람이 백설탕을 완전히 끊는 것은 쉽지 않은 일이다. 우선은 하루 섭취량을 절반으로 줄여보겠다고 마음먹고 조금씩 줄여나가도록 하자. 꿀이나 메이플 시럽같은 천연감미료로 바꿔보는 것도 백설탕 섭취를 줄이는 방법 중 하나다.

영양보조제를 먹기보다는
밥을 한 공기 더!

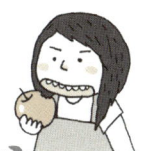

🥄 우리 몸은 합성된 영양제를 좋아하지 않는다

매일 반복되는 식사에서 편리함을 추구하는 것은 어쩔 수 없는 일이다. 단 본말이 전도되어버리면 살 빠지기 쉬운 몸도 건강한 몸도 만들 수 없다. 식사로 부족한 영양소를 보충하기 위해서 영양보조제를 일상적으로 사용하고 있는 사람이 많아졌다. 하지만 모든 식재료에서 일부러 천연 영양소를 제거해버리면서 합성 영양소를 영양보조제로 보충한다는 건 참 아이러니한 모습니다.

현미밥을 잘 챙겨먹고, 미네랄이 풍부한 천연소금을 섭취하고, 발효식품으로 효소를 보급한다면 영양소는 필요한 만큼 충족될 것이다. 단백질이나 지방은 콩이나 소량의 고기나 생선을 먹으면 충분하다.

사람 손을 거치지 않은 자연에 가까운 식사를 한다면 영양보조제로 영양을 보충할 필요가 없다. 몸이 정말로 추구하고 있는 것은 무리하게 영양소를 챙겨서 거짓된 균형을 맞추는 것이 아니다.

비타민 C가 부족하면 합성 정제를 먹지 말고 귤이나 양배추를 먹으면 된다. 우리 몸에는 음식에서 비타민 C를 얻기 위해 가동하는 공장이 있다. 흡수되기 쉬운 영양보조제를 먹는다는 것은, 제품을 수입에만 의존하는 것과 마찬가지다. 수입이 늘어나면 공장은 필요 없어진다. 사용하지 않게 된 기계는 녹이 슬게 되고 재료가 있어도 가동할 수 없게 되어버린다.

🐚 식생활에도 온고지신이 필요하다

모든 것이 불편했을 무렵의 식생활을 상상해보자. 영양보조제도 가공식품도 전기도 없던 시대에 우리는 건강했고 살이 쪄서 고민하는 사람도 없었다. 그 무렵의 식생활이야말로 오늘날 우리들이 지향해야 마땅한 식생활의 본보기다.

'온고지신(溫故知新)'은 말은 그대로 옛 것을 음미해서 새 것을 아는 것이다. 온고지신의 정신이 오늘날 우리의 밥상에도 꼭 필요하다.

술을 마시고 싶다면
막걸리를

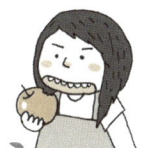

🔔 술을 마시기 전에 밥 한 술 먼저

술을 좋아하는 사람이 다이어트 때문에 금주를 해야 한다면 엄청난 스트레스를 받게 될 것이다. 무조건 참기보다는 적당히 마시는 쪽이 정신건강에 이롭다. 단, 약간의 요령을 기억해두자. 술을 마시기 전에 꼭 밥을 먼저 먹자.

많은 음주가들은 술을 먼저 마시고나서 안주를 먹고, 마지막에 밥을 먹는 순서를 좋아한다. 그렇게 되면 술에 취한 상태에서 밥을 먹는 셈이므로, 꼭꼭 씹어 먹지 않게 된다. 또한 뱃속이 비어 있을 때는 맨 처음에 입에 넣는 술에 함유되어 있는 당류와 알코올이 빠른 속도로 몸에 흡수된다. 그렇게 되면 내장에 부담이 된다.

건배를 하기 전에 딱 한 입이라도 좋으니 밥을 먹기 바란다. 또는 밥을 든든하게 먹은 다음에 술을 마시기 바란다. 이 순서대로 하면 내장을 힘들게 하지도 않고 항상성을 흐트러뜨리는 일도 적어지게 될 것이다. 또한 배부른 상태에서 밥을 먹으면 이후 먹는 술의 양도 자연히 줄어들게 된다.

🥚 쌀로 만든 술이 다이어트에 더 좋다

술은 사람마다 각자 취향이 있으므로, '이 술은 마셔도 되고 이 술은 안 된다'라고 엄격히 제한할 생각은 없다. 하지만 쌀 다이어트의 이론에서 보면 술 중에서는 청주를 권하고 싶다. '청주는 칼로리가 높으니까 소주가 낫지 않을까?'라고 생각할지도 모르겠다. 왜 청주가 좋은지를 알아보자.

먼저 원료다. 청주는 쌀과 누룩, 물로 빚어낸 후 걸러낸 맑은 술이다. 우리가 옛날부터 마셔온 술이자 항상성을 유지하는 쌀로 만들었기 때문에 술 중에서는 최고라고 할 수 있다.

두 번째는 만드는 공정이다. 청주나 와인 등의 양조주는 원료를 발효시켜서 만든다. 반면 소주나 위스키 등의 증류주는 열을 가해서 알코올을 추출해서 만든다. 어느 쪽에 생명(효소)이 더 많이 포함되어 있을까? 그렇다, 가열하지 않은 양조주 쪽이다. 소주나 위스키는 상온에서도 맛이나 향이 거의 변하지 않는다. 그런데 청주나 와인은 병 속에서도 상태가 변한다. 알코올이 빠져나가거나 맛이 시큼해진다. 이것은 양조주가 살아 있다는 증거다.

세 번째, 통상 청주는 유통을 거쳐도 맛을 유지하도록 두 번 가열처리하여 효모나 효소를 어느 정도 불활성화해서 출하하고 있다. 그래서 '생주(술덧을 여과하여 출하까지 일체 가열처리를 하지 않은 술)'나 아예 거르지도 않은 '막걸리'처럼 양조만 하고 사람 손을 거치지 않은 술이 청주보다 더 낫다고 할 수 있다. 그 옛날 우리가 마시던 술은 정미하지 않은 쌀로 만든 막걸리였으므로, 당시의 술은 '가장 좋은 약'이었을 것이다.

'열을 가하면 효소가 죽어버리지 않을까?'하고 걱정하는 사람도 있을지 모르겠다. 60°C 이상에서 30분 이상 가열하면 효소가 죽는다. 하지만 청주는 기본적으로 50°C 전후로 가열하므로 오히려 효소가 활성화되어 있다.

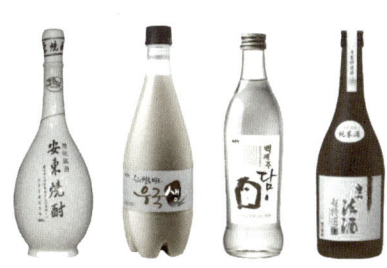

최근 청주나 막걸리 같은 전통주들은
전용 쌀을 개발해서 술을 만들고 있다.

술을 전혀 마시지 않는 사람에게는 불필요한 정보일지도 모르지만, 술을 좋아하는 사람에게 있어서는 식생활을 좌우하는 중요한 이야기일 것이다. 인사불성이 될 정도로 마시는 건 피해야겠지만 식사를 천천히 즐기기 위해 곁들이는 정도라면 문제는 없다.

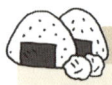

米남米녀를 위한 **건강지식**

막걸리가 섬유질과 유산균이 많은데다 열량은 낮아 건강에 유익하다고 알려지면서 막걸리 다이어트도 인기다. 아침밥이나 저녁밥 대신 막걸리 600ml를 마시는 방법이다. 하지만 술을 빈속에 자주 마시다 보면 알코올 분해효소가 작용하기 전에 흡수가 일어나 혈중 알코올 농도가 빠르게 상승해 간과 뇌를 손상시킬 수 있다. 또한 밥 대신 막걸리를 먹는 것은 습관성 음주로 이어질 위험이 있다.

살찌지 않는 몸을 만들기 위한
조미료 선택법

소금
salt

천일염과 돌소금은 미네랄을 풍부하게 함유하고 있다. 하지만 돌소금은 수입품이므로 천일염이 우리 몸에 가장 맞다. 새하얗고 고슬고슬한 정제염(공업용 소금)과 감칠맛을 내는 화학조미료가 추가된 맛소금은 반드시 피하자. 자연에 가깝고 신토불이 관점에서 본다면 천일염 〉꽃소금 〉돌소금 순으로 선택하는 것이 좋다(184쪽 '약이 되는 소금, 독이 되는 소금' 참조).

간장
soy sauce

살아 있는 효소를 섭취하기 위해서는 달이지 않은 생간장이 이상적이다. 특히 중요한 것은 콩과 소금. 성분표시에 국산 콩 100%라고 표시되어 있으면 합격이다. 소금은 기본적으로는 '식염'이라고 밖에 표시되어 있지 않지만, 좋은 소금을 사용했다면 반드시 어떤 소금인지 표시하고 있다.

단백질발효지수인 TN(Total Nitrogen)이 높을수록 간장 내 아미노산 함량이 높아 더 깊고 풍부한 맛을 낸다. TN이 1.3% 이상이면 고급, 1.5% 이상이면 특급으로 분류된다. 콩을 염산 등으로 가수분해해 만든 화학간장(산분해간장)은 반드시 피하자.

| **된장**
toenjang | 된장은 콩과 식용 소금, 보리된장은 보리, 쌀된장은 쌀이 원재료에 포함된다. 국산 원료를 사용해 자연숙성시킨 된장이 최고다. 여기에 알코올과 아미노산, 당류 등을 첨가하지 않은 무첨가 제품을 고른다. 소금을 까다롭게 쓴 된장은 사용한 소금을 표시하고 있으므 |

로 선택 기준으로 삼는다.

| **식초**
vinegar | 식초는 크게 합성식초와 발효식초로 나눈다. 합성식초는 흔히 '빙초산'으로 부르는데, 발효과정 없이 화학적 합성을 통해 식초와 비슷하게 만든 것을 말한다. 발효식초는 곡물·과일 등을 발효시켜 만든다. 발효식초는 다시 속성발효시켜 만든 것과 자연발효시켜 |

만든 것으로 나눈다. 사과식초, 현미식초, 양조식초 등은 대량생산하기 쉽게 인위적인 발효환경에서 속성발효시켜 만든다. 반대로 자연발효해서 만든 것은 정통 사과식초, 정통 쌀식초 등이다. 과일식초보다는 곡물로 만든 식초가 이상적이며, 그 중에서도 현미로 만든 흑초가 가장 좋다.

| **기름**
oil | 기름을 짜내는 방법에는 압착법과 추출법이 있다. 추출법은 약품을 사용하기 때문에 압착법만을 이용해 짠 것이 좋다. 압착법으로 짜낸 기름은 빛깔이 좀 더 진하다. 정제(탈취, 탈색)하지 않고 색이 진하게 남아 있는 미정제 기름이 최고다. 참깨, 쌀, 콩 등 기름 |

의 원료는 여럿 있지만 단일 재료만 사용한 것이 더 좋다.

<table>
<tr><td>**설탕**
sugar</td><td>그래뉼당이나 상백당 등 하얗고 고슬고슬한 설탕은 정제할 때 많은 약품을 사용하고, 미네랄도 거의 함유하고 있지 않다. 원재료에 가까울수록 빛깔이 갈색이다. 하지만 시중에서 쉽게 구할 수 있는 흑설탕은 사탕수수로 만든 원당을 수입해 가공하여 정제한 뒤 캐</td></tr>
</table>

러멜 색소를 입혀 색을 낸 것으로, 백설탕과 영양면에서 별 차이가 없다. 오끼나와 흑당(흑설탕)은 사탕수수로 즙을 짜서 가마솥에 넣고 약 150도의 고온에서 달이는 전통적인 방법으로 만든다. 정제과정을 거치지 않아 칼륨, 나트륨, 인, 철 등의 미네랄이 풍부하고 백설탕에 비해 상대적으로 혈당치 상승이 낮아 성인병의 위험이 적다.

최근 설탕 대용으로 각광 받는 올리고당은 바나나, 양파, 아스파라거스, 우엉, 마늘, 벌꿀, 치커리 뿌리 등과 같은 채소나 버섯, 과일류 등에 포함되어 있는 소당류의 일종이다. 설탕과 구조가 유사하지만, 체내에서는 소화흡수가 적게 일어나서 열량이 낮다(설탕의 60%).

<table>
<tr><td>**맛술**
cooking wine</td><td>맛술에는 소주에 찐 찹쌀과 쌀누룩을 섞어 빚은 후 건더기를 걸러 낸 '진짜 맛술'과 '맛술풍 조미료'가 있다. 진짜 맛술은 알코올 도수가 15도 미만이며, 누룩의 힘으로 3개월 이상의 시간을 들여 숙성시킨다. 잘 숙성된 맛술은 빛깔이 진하고 맛이 좋다. 맛술풍 조</td></tr>
</table>

미료는 당류나 신맛을 내는 첨가물을 넣기 때문에 자연물이 아니다.

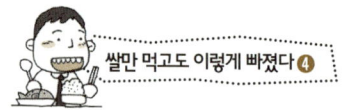
술을 마시고 닭튀김을 먹었는데도 두 달 뒤에 -7kg

● 32살 / 남성 / 회사원

술자리를 너무 좋아해서 일주일에 서너 번은 저녁에 술 약속이 있었습니다. 약속이 없는 날도 텔레비전을 보거나 게임을 하면서 맥주를 한 캔씩 먹어치웠어요. 게다가 바삭바삭 고소한 튀김을 특히 좋아해서, 항상 술안주로 튀김을 곁들였어요. 특히 닭튀김! 맥주와 닭튀김만 있으면 이 세상에 다른 음식은 아무것도 필요 없다고 생각할 정도였죠. 쉴 새 없는 음주와 기름진 안주 덕분에 1년 사이에 10kg이나 살이 찌고 말았습니다. 하지만 살을 뺀다고 여러 가지 운동을 해보았지만 전혀 소용이 없었어요.

이 다이어트 저 다이어트 전전하다가 쓰지노 선생님이 운영하는 '쌀 다이어트 클리닉'을 찾게 되었습니다. 선생님은 "술을 마셔도 좋고 닭튀김을 먹어도 좋습니다. 하지만 하루 세 끼 쌀을 확실하게 챙겨 드세요"라고 말씀하셨습니다. "정말 해야 할 일이 쌀을 챙겨 먹는 것, 단지 그것뿐인가요? 먹을 수 있는 것은 별로 없고 먹지 말아야할 것은 산더미처럼 많은 게 다이어트 아닌가요?"라고 자꾸 묻는 내게 선생님은 "쌀이면 충분합니다. 쌀만 먹으면 다른 좋아하는 것들을 줄이지 않아도 됩니다"라고 하셨습니다.

'밥 꼬박꼬박 먹기 그까짓 것 쯤'이라고 생각하고 쌀 다이어트에 도전했는데 시작부터 난관에 부딪쳤습니다. 세어보니 제가 일주일에 밥을 먹는 날이 생각보다 그렇게 많지 않았습니다. 점심과 저녁에는 밖에서 먹는 날이 더 많고, 혼자 살다보니 집에서 먹더라도 라면이나 빵, 시리얼로 대충 때울 때가 많았거든요. 그리고 가장 큰 문제! 술집에는 밥이 없잖아요.

그래서 묘안을 짜냈습니다. 한 번에 밥을 많이 해서 냉동실에 보관했다가 먹고, 술 마시러 가기 전에는 편의점에서 주먹밥을 하나 사 먹는 거였어요.

외식을 할 때도 가급적 밀가루 음식을 멀리하고 밥이 나오는 집으로 갔어요. 술을 마시기 전에 적은 양이라도 반드시 밥부터 먹었고요. 처음에는 변함없이 안주로 닭튀김을 먹었지만, 밥 때문에 배가 부른 상태라 그런지 기름진 튀김 안주에 술을 마시는 게 점점 부담스러워지더라고요. 이후에는 맥주와 꼬치 한두 개의 조합을 더 좋아하게 되었습니다.

쌀 다이어트를 시작한지 일주일 만에 2kg 빠졌고, 두 달 뒤에는 7kg 감량! 밥을 배부르게 꼭꼭 씹어 먹는 것만으로 이렇게 살이 빠질 줄은 정말 생각도 못했습니다. 주린 배를 움켜쥐고 눈물 흘렸던 것도 아니고, 운동하느라 땀을 한 바가지 씩 쏟아낸 것도 아닌데 이렇게 살이 빠지다니……. 그 동안 제 몸에 쌀이 엄청 부족했었나 봅니다. 밥을 배불리 챙겨먹는 다이어트 아닌 다이어트를, 일 년이 지난 지금도 즐겁게 하고 있습니다.

옮긴이 **위정훈** ● 고려대학교 서어서문학과를 졸업하고 출판사 편집자를 거쳐 영화주간지 「씨네21」에서 5년여 동안 기자로 일했다. 2003년부터 2년 동안 도쿄대 대학원 총합문화연구과 객원연구원으로 유학했다. 지금은 인문, 정치경제, 문학 등 다양한 분야의 출판기획과 번역을 하고 있다. 『뿌리깊은 인명이야기』, 『뿌리 깊은 지명이야기』, 『다질링 살인사건』, 『콤플렉스 카페』, 『왜 인간은 전쟁을 하는가』, 『양배추 다이어트』 등의 책을 우리말로 옮겼다.

일러스트 **이진아** ● 대학에서 디자인을 공부하다가 십만원영화제 스태프로 참여하게 되었다. 그때 만든 포스터가 프리랜서 일러스트레이터로서 첫 작업이었다. 2011년 1월 네이버에 생기 가득한 공동체를 그리는 '한국의 일러스트 작가'로 선정되었다. 어려서부터 계속 무언가를 그려 왔고 지금도 그리고 있는데, 이게 참 질리지도 않고 재미있다. 이렇게 살 수 있어 퍽 고맙고, 앞으로도 쭉 그림을 그리며 살 생각이다. 『안녕, 고양이는 고마웠어요』, 『아슬아슬한 연애 인문학』, 『양배추 다이어트』 등의 책에 그림을 그렸다.

쌀 다이어트

초판 1쇄 발행 | 2011년 6월 1일

지은이 | 쓰지노 마사유키
옮긴이 | 위정훈
발행인 | 정숙경
기획·편집 | 이건우, 김진만
표지디자인 | 강선욱
본문디자인 | 김수미
일러스트 | 이진아
마케팅 | 정준영

펴낸곳 | 어바웃어북 about a book
출판등록 | 2010년 12월 24일 제313-2010-377호
주소 | 서울시 마포구 서교동 394-25 동양한강트레벨 1507호
전화 | (편집팀) 070-4232-6071 (영업팀) 070-4233-6070
팩스 | 02-335-6078

ⓒ 쓰지노 마사유키, 2011

ISBN | 978-89-965848-4-1   13510